La Magia de un Atuendo
Historias de Luciana Avril
Autora: Sandra Arroyave

ISBN: 978-0-578-54005-4

Primera edición: Julio 2019.
©Book Masters Corp

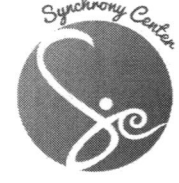

Arte Portada: **Diálogo Gráfico**

Asesoría editorial: Massiel Alvarez / **BMC**
Diseño y Diagramación: Germán García/ **G2M**

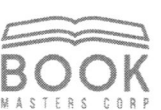
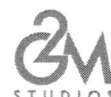

PARA LIA.

CON AMOR
    INCONDICIONAL.

SHAMIR

MIAMI, NOV. 19. 2021

A mi *yo soy.*
A la divinidad por este aprendizaje.

Prólogo

"Un Dios no escribe novelas", sentenció alguna vez Ernesto Sabato para cerrar uno de sus mayores ensayos. ¿A qué se debe esta aseveración? A que para escribir novelas se precisa de una serie de sentimientos y emociones —temores, piedades, congojas, anhelos— inherentes al ser humano. La afirmación del escritor argentino es perfectamente aplicable a La magia de un atuendo, pues, así como la buena música nace a partir del ritmo y la melodía, el presente libro se conforma a partir de una sutil amalgama de escritura refinada y sentimientos terrenales.

La literatura —desde los griegos hasta nuestros días— gira en torno a tres tópicos inevitables: el amor, el poder, y la muerte. Y como es lógico, prácticamente no hay pasaje de la novela de Sandra Arroyave que escape a este tríptico de obsesiones universales. Sin embargo, Arroyave —a través de su personaje Luciana Avril— reclama espacio para un tópico más: la duda, como paralizadora y como detonadora de los sentimientos más contrapuestos, pero también como movilizadora.

Es a partir del modo en que Luciana Avril maneja sus dudas, que su espacio crece hasta volverse la protagonista de La magia de un atuendo y también una heroína contemporánea. Porque Luciana no es una mujer todopoderosa —aunque por momentos ella sí crea serlo— sino una mujer a la cual el destino ha arrinconado en más de una ocasión hasta el borde de diversos precipicios; y ante esas situaciones límites, Luciana duda. Y su duda le pesa, le duele y la envuelve de temores, pero jamás la paraliza. Es más, una vez superado el estupor inicial, la duda la empuja a la acción y la incita a resistir y a rebelarse. A fin de cuentas, no es azaroso que haya un interrogante que se repite a menudo durante el transcurso de la novela: "¿Qué hacer?". Son varias las veces que esa pregunta emerge a la luz:

Y una vez más volvió a mí la pregunta con la que tantas veces me topé en el transcurso de mi vida:

¿Qué hacer?
¿Qué hacer, Luciana?
¿Regreso junto a él?
¿O sigo mi camino?

Esa misma pregunta una y otra vez, como una constante, como una gota que horada la piedra, como una marca, como un mantra.

¿Qué hacer ante una pareja violenta?
¿Qué hacer ante un embarazo plagado de complicaciones?
¿Qué hacer ante la inevitabilidad de un divorcio?
En fin, ¿qué hacer ante las dudas y las derrotas?

Será la misma Luciana quien nos responderá esta pregunta a través de las páginas del libro: a las dudas y a las derrotas que enfrenta. ¿Y cómo se las enfrenta? Atravesándolas hasta penetrar su corazón, así como se hace con los huracanes.

Y no es la victoria la que vuelve a Luciana la heroína contemporánea que antes mencioné, sino su necesidad de escaparle a la zona de confort, su deseo de ser libre e independiente. Pues Luciana no avanza desde la omnipotencia y la invulnerabilidad sino desde la incertidumbre y las ansias de ser mejor.

Toda buena novela es mucho más que el devenir de una historia, toda buena novela inevitablemente excede a su propio relato, y La magia de un atuendo no es la excepción. Este libro es también una invitación a involucrar al lector, a instarlo, a abandonar su rol de espectador pasivo y animarlo a volverse partícipe de la historia. Arroyave se desnuda a través de su heroína Luciana y a su modo y con sus palabras les dice a sus lectores: "Esta soy yo, aquí me tienen desnuda, con mis dudas, mis luces y mis sombras. Yo sé lo que es caer, y también sé lo que duele y cuesta renacer desde las cenizas. Ahora busquen estos mismos sentimientos en su interior y demuéstrenme y demuéstrense que ustedes también pueden reinventarse, que ustedes también pueden intentar ser diferentes, ser mejores. Vamos, tengan el valor de subirse conmigo a este mismo escenario —¿Qué escenario? ¿El escenario de estas mismas páginas? ¿El escenario de la vida? Lo mismo da—. Pero sepan que cuando alcancen el último párrafo del libro que ahora tienen en manos, estará en ustedes, lectores, los que deben tener el coraje de aceptar el desafío que les he propuesto".

Quisiera cerrar estas líneas tal como las comencé, recordando a Ernesto Sabato, que alguna vez afirmó que el buen escritor es aquel capaz de hablar sobre los temas más profundos con las palabras más sencillas. No podría asegurar que Sandra Arroyave haya tenido esa sentencia presente a la hora de escribir la presente novela, pero es innegable que suscribe a ella.

Tal vez no haya océano más complejo y profundo que el alma de una mujer. Y no es nada sencillo el desafío de sumergirse en esas aguas, de comprender lo que allí se oculta, lo que allí se atesora, y lo que allí florece. Y La magia de un atuendo logra, a través de esa misma pluma sencilla, pero a la vez precisa que Sabato reclamaba, alcanzar lo más hondo de ese lecho repleto de dudas, temores, amores y pasiones que conforman el cuerpo, el alma y el corazón de Luciana Avril, una heroína contemporánea.

Pablo Di Marco
Buenos Aires, enero de 2019.

De la autora

No escribo estas páginas para convencer, ni para refutar esta historia; en cambio sí para sentir y agradecer lo que eres, lo que soy.

Permítanme susurrarles un secreto: aunque ustedes no lo crean les aseguro que durante la escritura de este libro he sido capaz de conectarme con muchos de ustedes. He sido capaz de verlos y escucharlos.

Luciana, cada vez que lo necesiten, estará leyéndote este libro desde la transformación, y ustedes escucharán su voz diferente; cada vez que regresen a ella, porque ustedes tampoco serán los mismos.

Este libro es para ti, madre soltera, luchadora incansable, que pasa noches inundada en lágrimas y debes despertar con una sonrisa frente a tu hijo. Para ti, mujer golpeada, que te has roto como un cristal, y que te envuelves en la duda del miedo a liberarte o el infierno del maltrato o de la crueldad de la sociedad. A ti, mujer soñadora y enamorada, que han destruido esos sentimientos una y otra vez. Quiero decirte que siempre podrás levantarte, cuantas veces decidas. Tu fuerza y tu poder son parte de ti, y es tu elección dejar brillar ese atuendo o quedarte en ese otro.

La historia de Luciana Avril, es la muestra de que el tránsito de ese camino no es sencillo, pero es posible. Por supuesto que es posible. Anímate a recorrerlo. Yo, a través de estas páginas, haré todo lo posible por animarte a que tomes la decisión de brillar desde lo más profundo de ti.

Este libro también es para quienes no creen en la espiritualidad. A ellos les quiero decir que espirituales somos todos. Sí, todos. Y tú el primero. Sí, tú. A ti te hablo. Quiero que sepas —y te aseguro que te digo esto con todo el amor que cabe en mi alma— que tu misión es hacer despertar tu consciencia para poder abrazarte a aquella luz, a ese gran esplendor o creador, como lo quieras llamar. Te digo, somos duales y nuestras sombras son el elemento más poderoso para aprender y lograr unificarnos, también iluminarnos; te invito a que, al terminar esta historia, puedas también revisar tu historia, y quizá hacerte preguntas, como tal vez cuestionarías el camino de Luciana.

Este libro también es para ti. Sí, tú que te escondes detrás de los demás, para que nadie te encuentre. A ti quiero decirte que cada circunstancia que atravesamos en nuestra vida tiene un propósito. Vivir en el presente es una excelente opción, creando y construyendo en ese instante lo que deseas para ti. Desde mi experiencia, nunca dejo de crear, siempre alerta de ser aprendiz, incluso con quienes acuden a mi consultorio. Cada vez que me siento ante uno de mis pacientes, me pregunto con qué me sorprenderán, qué lección me aguarda; teniendo claro mi rol como profesional, psicóloga y sanadora, jamás me privo del lujo de saberme una aprendiz, una alumna dispuesta a recibir e intercambiar experiencias y sentimientos que me permitan enriquecer, pues la vida es un ida y vuelta, nada es unilateral, todo es intercambio y también un compartir. Y si ustedes me lo permiten, queridos lectores, por último, quisiera decir que este libro es también para mí. Sí, para mí.

Son muchas las Lucianas que atesoro en mi alma, y a todas ellas las acepto, perdono, amo y abrazo con amor y ojos húmedos.

Este libro es para ti, Sandra, la que sufre, duda, aprende, decide, crece y florece.

Para ti, Luciana. La que ama.

Sandra Arroyave.

SANDRA ARROYAVE

LA MAGIA
DE UN
ATUENDO

Historias de Luciana Avril

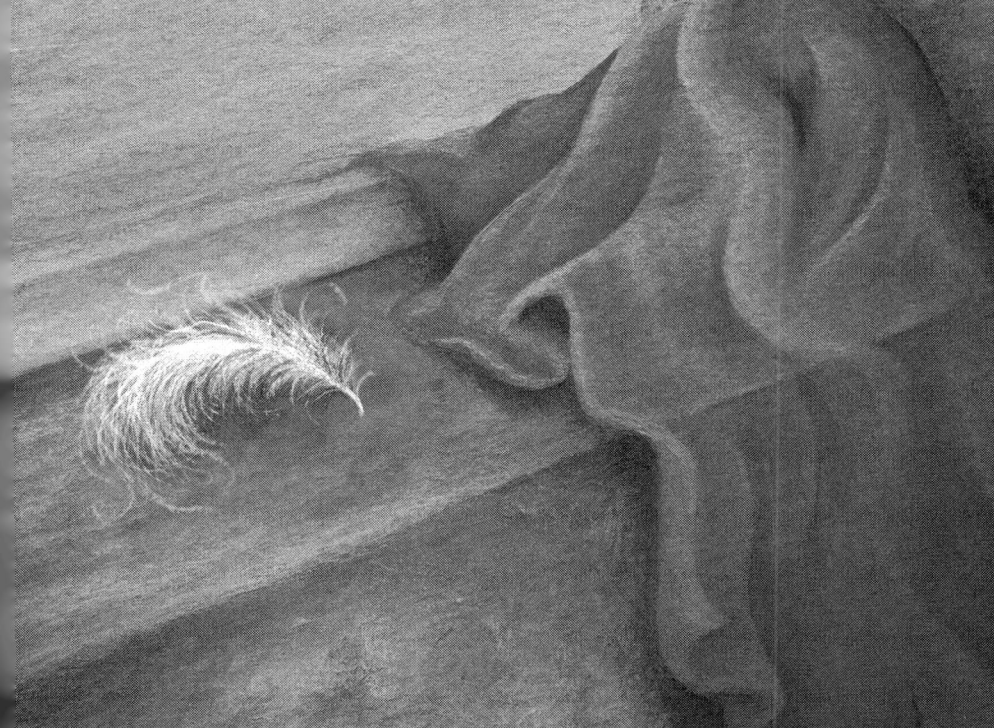

Fue una noche en el estacionamiento junto a la finca de un buen amigo de Mauricio. Ya ni recuerdo la razón de nuestra discusión. Creo que Mauricio me reclamaba que un hombre me había mirado en el bar. Lo único seguro es que Mauricio estaba borracho, que una palabra llevó a la otra y que de pronto me empezó a insultar. Yo no permití aquello y le grité exigiéndole que me respetara. Y entonces él me lanzó un cachetazo que me derrumbó.

Jamás esperé algo así de él.

Jamás.

Confundida, alcé un brazo para que me ayudara a levantarme. Y él, en vez de ayudarme, comenzó a lanzarme patadas.

—¡Perra! —me gritaba fuera de sí sin dejar de golpearme—. ¡Eso es lo que eres! ¡Una perra!

Una patada.

Dos.

Tres.

No recuerdo bien cómo me protegí, si me cubrí la cara o el estómago. Tan solo recuerdo mis párpados cerrados hasta el dolor, el sonido sordo de los golpes, mis gemidos ahogados, y por sobre todas las cosas el peso de la humillación asfixiándome el alma.

Al fin se detuvo. Temí que tan solo buscara tomar aire para seguir golpeándome.

Pero no.

Con mi cara contra el suelo oí sus pasos alejándose.

Entreabrí los párpados con miedo.

Mauricio caminaba en dirección a la casa de su amigo, ubicada a unos pocos metros. Tocó timbre y la hermana de su amigo le abrió la puerta, lo dejó entrar y se quedó observándome con atención desde el umbral. Yo alcé el cuello, busqué su mirada como quien pide socorro. Me sentí apenas aliviada, ella de seguro vendría por mí y me rescataría. Pero nada de eso sucedió. Ella se limitó a levantar los brazos y comenzó a aplaudir con lentitud.

—¡Bien hecho! —dijo mientras aplaudía cada vez más rápido—. Así se gana el respeto de las mujeres, Mauricio. Si no te van a respetar, ¡hazte respetar!

Y tomó a Mauricio de un hombro, lo hizo pasar al interior de la casa, y dijo en voz alta, para que yo escuchara:

—Tú eres muy lindo, Mauricio. Ella no te merece.

Y cerró la puerta de un golpe.

Yo permanecí en el piso incapaz de comprender lo que sucedía. En shock y avergonzada, no podía parar de llorar. Algo en mi interior me obligó a levantarme y a correr a esconderme entre unas maticas de pasto. Allí, acurrucada como un animal herido, o como una delincuente, permanecí un tiempo indeterminado, tal vez una hora.

Acaricié mis mejillas con manos temblorosas. La piel me ardía como si estuviese en carne viva, y el dolor se me expandía desde la cara y el estómago al resto del cuerpo.

Me pregunté cómo había llegado yo ahí. Aquello no podía ser cierto, debía ser una pesadilla de la que pronto despertaría. Pero la tierra que manchaba mis manos y rodillas era real, tan real como las lágrimas que me humedecían el cuello y la ropa.

Mauricio era mi compañero, mi novio. Era un caballero que me llenaba de flores, regalos, detalles, gentilezas, era muy amoroso conmigo, y de pronto… ¿Cómo podía ser posible?

Me encerré en mí misma hasta volverme pequeña, insignificante. Mi mentón sobre mis rodillas, y mis brazos enlazando las piernas. Allí, oculta entre los arbustos, mis moretones y dolores eran invisibles y a nadie debía darle explicaciones de lo sucedido. Pero de quien no lograba ocultarme era de mí misma, de mis dudas, preguntas, culpas y reclamos. ¿En qué me había equivocado? Yo no merecía atravesar por tanta traición, tanto dolor. No, yo no merecía soportar tanta humillación. Me acurruqué aún más, y sentí que los arbustos, de un modo misterioso lograban abrazarme, protegerme. Enredé mis dedos entre su follaje y algo en aquel movimiento me recordó al viejo árbol de Brevo de la casa de mis abuelos. Me recordó a la niña que fui, aquella que pasaba las horas jugando junto a su tronco, tomando frutos de sus ramas. Me pregunté qué habría sido de aquel árbol. Y de inmediato me pregunté qué habría sido de aquella niña. ¿En qué pasaje del camino había dejado partir a aquella niña que fui? Y entonces pensé en mí misma años atrás —¿cuántos años atrás? ¿Diez? ¿O diez mil? — durante la celebración de mi fiesta de comunión. En ese tiempo el mundo entero parecía girar en torno a aquella princesita que bailaba envuelta en las telas más bellas, rodeada del amor de sus padres, abuelos y amigos.

—¡Estás hermosa, mi niña!

—¡Te quiero, nieta preciosa!

—¡Ven a bailar con nosotros, Luciana!

Y entonces miré a un costado entre las matas de los arbustos en busca de mis abuelos, de mis padres, de mis amigas, de la multitud que me felicitaba entre bailes y brindis, pero nadie estaba.

Nadie.

Tan solo mi desamparo en la noche, y el martirio de aquellos golpes que se expandían segundo a segundo hasta abarcar cada rincón de mi cuerpo.

Volví a preguntarme qué quedaba en mí de aquella niña.

En qué rincón había olvidado a aquella princesa.

—¿Dónde estás? —balbuceé con los labios en carne viva—. ¿Dónde estás, mi princesa?

Y desde mi soledad comencé a buscar bien dentro de mi interior a la princesa que fui. Porque solo ella podía acompañarme. Solo ella podía comprenderme. Solo ella podía ser capaz de rescatarme de mi abismo de humillación y soledad.

Orquídeas en la cabeza

"Todas las personas mayores fueron al principio niños,
aunque pocas de ellas lo recuerdan".
Antoine de Saint-Exupéry

La plenitud, pureza y armonía vibran en un baile blanco
acompañado de Ángeles, que con sus flautas les tocan
el más dulce vals a las almas protectoras.
Se ancla la inocencia, aflora el niño interior
Sandra Arroyave

Más, un poco más alto. Si hacía otro pequeño esfuerzo podría lograrlo. En puntas de pie y con los brazos bien alzados, enredé mis dedos entre el follaje y...

—¿Qué haces, Luciana?

La voz de mi abuela Alicia. Siempre cerca, siempre querida, siempre atenta a su nieta preferida.

—¡Intento tomar una breva, abuela! ¡Mira! ¡Deben estar riquísimas!

—Aquí tienes —me dijo al tiempo que me entregaba una hermosa breva azulada—. Dime, Luciana. ¿Te gustaría que preparemos más delicioso dulce de brevas?

—¡Por supuesto que sí!

La casa de mis abuelos... Cuando pienso en mi niñez lo primero que me viene a la mente es la casa de mis abuelos, donde yo pasaba buena parte del día mientras mis padres trabajaban. En aquel tiempo no lo percibía, o no lo percibía del todo, pues cuando somos niños suele ser difusa la frontera que separa lo fantástico de lo cotidiano, pero hoy, a la distancia, me doy cuenta que aquella casa tenía algo de mágico. Sí, la casa de mis abuelos era especial, como encantada, como proveniente de una fábula. Bastaba poner un pie en ella y ya me rodeaba un vaporcito especial, un vaporcito de amor que me arropó y protegió durante aquellos años felices.

Era una casa blanca y grande, de pasillos anchos y habitaciones amplias. Y tal vez no haya sido casual que, en su interior, coronando un patio, se levantase un árbol, el mayor símbolo de la vida en perpetua evolución. Raíces, tronco, ramas y frutos elevados al cielo conformando un mundo en sí mismo. Y eso mismo era la casa de mis abuelos para mí: un mundo, mi mundo.

Y allí, a los pies de ese árbol de brevas alcanzo a oír a la pequeña Luciana diciendo entre saltitos que sí, claro que sí, abuela, ¡hagamos juntas el más rico dulce de brevas!

—Entonces acompáñame, Luciana, que tenemos trabajo por delante.

Y allí estamos las dos rumbo a la cocina —inevitablemente grande— donde mi abuela comienza a alistarse. Podíamos pasarnos horas allí dentro, entre ollas, cucharas de madera y sartenes, cocinando delicias como dulces de breva o envueltos con mazorca.

—Saque desde el costal la mazorca —me decía ella mientras me extendía una espiga—, quítele las cositas, y empiece pues con el proceso.

Cocinar con mi abuela era un plan que podía ocupar una tarde completa. Y la pequeña Luciana, subida a una silla, trabajaba concentrada y orgullosa de poder ser ayudante de la cocinera más adorada.

Por las tardes mi abuela cosía en una sala que tenía especialmente dispuesta para ello. Aquella sala era tan mágica como el resto de la casa. Y a mí me encantaba acompañarla para así sentir el traqueteo de la máquina de coser, deslizarme y ocultarme bajo los pliegues de las infinitas telas que en mi imaginación se volvían habitaciones interminables, salones en los que bailaba con apuestos príncipes, o pasadizos que me conducían a mundos misteriosos.

Yo era feliz jugando a ser una afamada detective. Podía pasarme días, semanas e incluso meses investigando enigmas de difícil resolución, como por ejemplo: —¿Qué hay de especial en ese cuarto al que no me dejan entrar durante la Navidad? — Y entonces la pequeña Luciana detective, con una imaginaria lupa en la mano, reunía presunciones, pruebas, elucubraba hipótesis… hasta que el misterio quedaba al fin resuelto.

Otro de los pasatiempos de mi abuela Alicia eran sus pájaros. En el jardín tenía unas jaulas enormes repletas de canarios. Y a ella le agradaba pasar su tiempo alimentándolos, cambiándole sus baldecitos y reponiéndoles la comida. Y yo, al igual de lo que me sucedía en la cocina, me sentía plena de poder ayudarla. Me sorprendía que mi abuela fuese capaz de conocer el nombre de cada uno de sus pájaros. ¿Cómo podía ser eso posible? Y entonces yo me esforzaba por intentar aprenderlos, pues yo también quería saber el nombre de cada uno. Muchos de ellos piaban divino, era un espectáculo escucharlos cantar, como si ese coro fuese el modo que la naturaleza había encontrado para celebrar la felicidad que emanaba cada rincón de aquella casa.

Una vez terminadas sus tareas junto a los pájaros, en la cocina o en la sala de coser, la pequeña Luciana contaba con infinidad de juegos, recovecos y escondites por descubrir. Podía ir al garaje — también grande, por supuesto, ¿cuántos autos cabían allí dentro? — y recorrerlo a toda velocidad con mi veloz triciclo. Allí, incluso, tenía mi propio taller repleto de herramientas para poder reparar al triciclo cada vez que hiciera falta, porque de más está decir que cuando alguna pieza se desajustaba, yo era mi propia mecánica.

También adoraba jugar con mis muñecas. Podía pasar tardes enteras jugando con ellas. O tal vez deba decir que ellas podían pasarse horas jugando conmigo, porque para mí no eran simples muñecas sino seres vivos, amigas y compañeras con las que convivía y me divertía. Tenía una muñeca que hacía las veces de enfermera y que cuidaba y curaba al resto. Las acostaba en fila y a cada una le inventaba una enfermedad diferente. No todas fueron afortunadas. ¡Algunas debieron pasar por cirugía y hasta debieron sufrir cortes y amputaciones reales!

—¿Usted qué está sufriendo hoy? —preguntaba la muñeca doctora a través de la voz de la pequeña Luciana—. Dígame, ¿tuvo un accidente?

Y una vez que ellas me explicaban sus dolencias yo escribía en un anotador los pasos a seguir:

Accidente de tránsito. Fuerte golpe en el cuello.
Debe ser atendida con urgencia.

Y entonces comenzaba de inmediato la operación. Aquel juego me comenzó a apasionar hacia los cuatro años, y en algún momento, rondando los siete u ocho, lo abandoné, como abandonamos a veces, sin saber por qué, las cosas que nos apasionan y hacen felices.

La Pequeña Luciana Enfermera, La Pequeña Luciana Cocinera, la Pequeña Luciana Detective, La Pequeña Luciana Mecánica… yo todo podía hacer en casa de mis abuelos, yo todo podía serlo. Como un gran baile de disfraces en el que bastaba ponerse una corona para ser la más bella de las reinas o acomodarse unas tupidas alas a la espalda para ser el más veloz de los pájaros.

Y de pronto puedo escuchar que me llama mi abuelo Genaro.

—¡Luciana! ¡Ven aquí, mi niña!

Su voz provenía del piso superior. Allí arriba se hallaban las cinco alcobas y un baño muy grande donde me encantaba subirme al lavamanos para verme al espejo, recortarme el pelo, y en donde me cepillaba los dientes varias veces al día casi que con obsesión pues le tenía mucho miedo a las caries.

Pero mi abuelo no me llamaba desde el baño, sino de su oficina. Cuando abrí la puerta lo encontré realizando una de sus actividades más importantes: contar y separar el dinero con el que le pagaba a los empleados de sus minas de carbón. La oficina tenía un amplio escritorio de madera junto a una silla acolchada. Al lado había otra mesa grande donde mi abuelo, cada fin de mes, ordenaba los sobres con el dinero.

—Recuerda, Luciana. Tu trabajo consiste en volver a contar los billetes, meterlos en cada sobre y...

—¡Y acomodarlos en las cajitas! —lo interrumpía su nieta, ahora convertida en la pequeña Luciana contadora.

Aquel cuarto del piso de arriba olía a dinero. Yo tenía la certeza de que allí se fabricaban billetes y monedas, casi como si su suelo, paredes y techo estuviesen construidos sobre dinero, en lugar de ladrillos. Porque aquella casa, más allá de enorme y encantada, más allá de exudar amor en cada uno de sus rincones, también era próspera. Era el escenario perfecto de un cuento feliz que yo supuse, equivocadamente, que jamás tendría fin.

A veces, una vez que terminábamos de acomodar los billetes en los sobres correspondientes, mi abuelo me preguntaba si quería acompañarlo a sus fincas y minas de carbón para pagar a sus empleados. Y por supuesto que yo gritaba que sí. Recorríamos en su auto caminos rodeados de la naturaleza más florida y, una vez llegados, recuerdo que me envolvía el aroma de los eucaliptos que inundaban el bosque. Tanto me agradaba aquella fragancia que solía arrancar algunas hojas de eucaliptos para guardármelas en mis bolsillos.

En algunas de las fincas del abuelo había ovejas que yo consentía y alimentaba. Me gustaba mucho jugar con ellas, adoraba hundir mis manos en su espeso pelaje a veces blanco, otras veces café. Tanto me gustaban que un día me regalaron una ovejita de peluche, y tanto la quise que no solo durmió junto a mí cada noche de mi niñez, sino que también me acompañó por años hasta el nacimiento de mi propio hijo. Ella fue mi compañera, amiga y confidente. No hubo anhelos, temor y tristeza que no hayamos compartido juntas. Que mi madre me había retado, que determinada cuestión no resultaba tal como yo lo deseaba… yo todo lo hablaba con mi fiel ovejita. Y bien abrazada y aferrada a ella me desahogué en lágrimas el día que mi abuelo murió. Pero para eso aún faltaban algunos años, años cargados de vericuetos que la pequeña Luciana, que ahora huele sus manos impregnadas de aroma a eucaliptos, no logra siquiera sospechar.

En algún momento los empleados de mi abuelo, — ¿cuántos eran? En ese tiempo yo los imaginaba miles— se apartaban de las minas y comenzaban a formar una larga fila para cobrar. Y yo veía a mi abuelo como a un ser omnipotente, como al dueño de un imperio que no tenía fin. Pero no era ese supuesto poder lo que me enorgullecía de él, sino comprobar que sus empleados lo respetaban y amaban. El modo en que se dirigían a él, los modos con que lo trataban, me indicaban que veían a su jefe como a una persona humana y cercana, y a mí me alegraba ver eso.

Solo un gusto amargo me quedaba de esos paseos con mi abuelo Genaro: debido a mi corta edad no me permitían entrar a los túneles de las minas de carbón. Pero sí recuerdo que más de una vez logré asomarme a alguno de ellos. Y aquel atisbo de vislumbre era fascinante, tan fascinante como las cuevas misteriosas que yo imaginaba cuando me ocultaba bajo las telas de mi abuela, pero multiplicadas al infinito.

De regreso a casa de mis abuelos, y ya bien entrada la tarde, me pasaban a buscar mis padres. Y una vez en nuestra casa, y pese a que yo los notaba cansados tras un largo día de trabajo, ellos se tomaban un tiempo para jugar conmigo. Me gustaba pasar tiempo junto a mi papá mientras él me construía con suma habilidad las casitas y consultorios que yo después utilizaría para jugar con mis muñecas. Su compañía me resultaba de gran importancia. Más allá de mi querido abuelo Genaro, a mí me brindaba tranquilidad y seguridad la presencia de mi papá. Él era una imagen masculina de peso en mi vida, era el hombre que me quería, ayudaba y respaldaba. Y pese a que de lunes a viernes era poco el tiempo que pasábamos juntos, mis padres siempre me hicieron sentir feliz y acompañada, y los fines de semana, a su lado, eran deliciosos, inolvidables.

Mi tercer ámbito, más allá de la casa de mis abuelos y la casa que compartía con mis padres, era el colegio. Y allí, para mi felicidad, el mundo también giraba a mí alrededor. Me manejaba de un modo sencillo: siempre hacía lo que era mejor para mí, pues eso, inevitablemente, sería lo mejor para todos. ¡Y funcionaba! Tenía muchas amigas, solía tener las mejores calificaciones, me destacaba en los deportes, mis compañeras me imitaban, era la mascota del equipo… Y apenas inicié la escuela me sucedió algo inusual que me trajo beneficios inesperados: la directora del jardín de infantes resultó ser vecina mía, así que mis padres no tuvieron objeciones con que fuera ella quien me llevara en su carro al kínder. Y entonces cada mañana allí se encontraba la pequeña Luciana, arribando a su jardín con aires de pequeña diva, como si la propia directora no fuese más que su chofer o asistente privada. Y todos mis compañeritos mirándome con gesto y ojos de "Ahí está Luciana, la que cada mañana viene en el carro de la directora". A veces miro esas situaciones en retrospectiva y me pregunto qué extraña magia me acompañaba. Era como si el vaporcito encantado que rodeaba a la casa de mis abuelos por momentos también se extendiese a otras áreas de mi vida.

En fin, fui una niña feliz, inquieta y consentida que vivía en un mundo bello en el que yo era protagonista. Y aquella situación no solo parecía colmarme a mí, sino también a todos quienes me rodeaban.

Mi hermana, ella. Pese a que Sara tenía apenas dos años más que yo, casi nunca jugaba conmigo. No la tengo presente en mis recuerdos cotidianos, como si fuese una presencia difusa y no mi única hermana. Teníamos buena relación, pero no interrelacionábamos demasiado pues teníamos intereses opuestos, era como si a ella le gustase todo lo que no me gustaba a mí, y viceversa. Es extraño, por momentos siento que la pequeña Luciana fue capaz de enamorar a todas las personas que tuvo delante: padres, abuelos, compañeras, maestros… a absolutamente todos a excepción de su hermana, de su propia y única hermana. Y no puedo evitar intentar saber quién de las dos falló, quién de las dos se equivocó.

Cuando llegábamos a casa de mis abuelos yo me lanzaba a sus brazos, los llenaba de besos, les componía y cantaba canciones, y ellos se derretían de amor por mí. Sin embargo, Sara se limitaba a llegar, murmurar un seco "Hola, abuelos", y punto, como si tuviese una coraza que le impedía compartir de modo pleno sus sentimientos con el resto del mundo.

Pero casi nunca discutíamos. Es cierto que tampoco jugábamos o nos vinculábamos demasiado, pero por lo menos no solíamos discutir a excepción de… aquel problema, aquel entredicho que tuvimos que provocó una fisura en nuestro vínculo.

Yo tenía trece años y, jugando, una tarde le di un pico a un vecinito que me gustaba.

—Ahora nos va a tocar ser novios —me dijo él con mi breve beso aun flotando alrededor de nuestros labios.

—Sí —respondí intentando ocultar mi confusión—, ahora seremos novios.

Éramos demasiado pequeños, demasiado inocentes, aún faltaban largos meses para que nos atrevamos a darnos algo semejante a un beso de verdad, pero la cuestión es que ahí estaba la pequeña Luciana, de pronto vuelta una niñita que le daba besos de juguete a su noviecito de juguete.

Y los días pasaron y llegó mi cumpleaños. En un momento de la fiesta yo estaba feliz poniendo música junto a mis amigos cuando, entre el bullicio, escuché una voz al otro lado de una puerta entreabierta. Era la voz de mí supuesto noviecito diciendo:

—Y dime, Sara, ¿cómo vamos a decirle a tu hermana que ahora tú y yo somos novios?

Se me paralizó la respiración.

De un segundo al otro ya no había ni amigos, ni música, ni fiesta. Tan solo mi desconcierto entre aquellas palabras flotando pesadas en aire.

¿Había oído bien? ¿Podía ser eso posible?

Sí, lo era.

Y fue horrible. Mi hermana no podía traicionarme de ese modo.

Al día siguiente peleé muy fuerte con ella, le dije que eso no se hacía, que me había traicionado, que ella me había robado nada menos que a mi primer novio. Aquel fue un quiebre en nuestra relación.

El tiempo inevitablemente transcurrió, y cuando ella ya tenía 16 o 17 y se puso de novia con quien terminó siendo su marido, yo sentí que terminé de perderla del todo. Y sufrí por eso. Justo cuando los años comenzaban a aplacar nuestras diferencias, justo cuando estábamos en condiciones de comenzar a dejar nuestras tonterías atrás y generar un vínculo nuevo y maduro, un nuevo obstáculo se interponía entre nosotras.

Y así como durante mi niñez yo sentía que a Sara le interesaba todo lo opuesto a mí, ahora la historia parecía volver a repetirse, pero multiplicada por dos: si a mí me gustaba salir a bailar, ellos se quedaban viendo una película; si yo iba a dar un paseo, ellos iban a comer; si yo quería "pararme las mechas" y gozarme la vida, ellos se iban de paseo. Y ya después Sara se casó y sentí que al fin me la arrancaron, que se la llevaron, y que jamás me permitieron disfrutarla. Tuve la sensación de que ella quiso irse rápidamente de casa, su vida tomó otro rumbo y fue como si yo ya no existiera, como si nuestra relación terminase antes de comenzar. Soy, entre muchas otras cosas, una obstinada, y lo que no logré lo reintenté ya siendo una mujer.

Ahora todavía queda por contar lo que tal vez haya sido el esplendor, el punto más alto de aquellos años de felicidad: la fiesta de mi primera comunión.

Toda vida está conformada por picos, valles y hondonadas. Con el correr del tiempo debemos aprender cuándo nos toca disfrutar, cuándo nos toca recorrer y también cuándo nos toca resistir, según la etapa que debamos atravesar. Y es seguramente durante esas breves cimas cuando nos alimentamos y energizamos para más adelante poder soportar los golpes y las caídas. Si hubo un instante de mi vida en el cual creí alcanzar una cumbre de felicidad, un momento en el cual me sentí un ángel, ese fue el día en que se festejó mi primera comunión.

Aquella fiesta no debió celebrarse. O por lo menos no debió celebrarse en ese momento, porque yo era demasiado pequeña, tenía apenas siete años. Pero mi papá, que era el presidente de la asociación de padres de mi colegio, consiguió el privilegio de que su hija menor pudiera tomar su comunión al mismo día que lo hacía su hermana, que tenía dos años más.

Y aquí no puedo dejar de pensar en aquel reclamo de Sara, en aquellos días de peleas de hermanas, "¡Usted es siempre la preferida!". Pues cuando a Sara le llegó el momento de celebrar su comunión, cuando al fin le llegó el día en que no debía haber más protagonista que ella… Luciana hace también su comunión. ¿Cómo habrá vivido mi hermana aquella situación? En ese tiempo yo era niña y obviamente no me hice esa pregunta, pero ahora, con la perspectiva que me dan los años, no puedo evitar preguntármelo. Pero en ese tiempo yo obviamente no contaba con las herramientas para poder percibir aquello. Yo tan solo me supe plena y feliz de que me inviten a protagonizar un cuento de hadas. El cáliz, las ofrendas, el vestido, la fiesta… sentía levitar de solo imaginarlo.

Lo único que le pidieron a mi padre a cambio para que su hijita pueda adelantar su comunión fue que me supiera todas las oraciones. ¡Y por supuesto que la pequeña Luciana se aprendió cada rezo!

Mi madre planeó la ceremonia al detalle. Nada quedó librado al azar. Todo —absolutamente todo— lo que tuvo que ver con la primera comunión de sus dos hijas fue de la mayor calidad y distinción.

Ya la noche anterior nos arreglaron las uñas, y esa mañana nos levantaron temprano pues las peluqueras pronto llegarían a encargarse de nosotras. ¿Quiénes éramos "nosotras"? Un pequeño y enfervorizado batallón femenino integrado por mi madre, mis tías, mi abuela, mi hermana, y por supuesto: yo. El desayuno fue monumental pues mi abuelo contrató un buffet con meseros para que nos preparasen un desayuno especial en casa para toda la familia.

—¡Necesito que sea lo mejor— les ordenaba a los encargados del desayuno; mientras tanto mi madre le decía a la diseñadora de los vestidos, al encargado del salón de la fiesta, ¡y a quién se le pusiera delante—! ¡Todo exclusivo! ¡Súper exclusivo! ¡Porque mis hijas se merecen lo mejor!

Todo lo sucedido ese día fue digno de una vida de ensueño, y mi impacto no se encuentra solo presente en mis recuerdos sino también en las cintas de video que guardan testimonio de la celebración, porque a pedido de mi madre todo quedó registrado con esas grandes cámaras de aquel tiempo.

Debo reconocer que no disfruté demasiado el desayuno. Era tan gourmet que no sabía qué comer ni por dónde empezar. Recuerdo algo, mi cara fruncida, con gesto de no tener del todo en claro si debía, o no, llevarme a la boca lo que parecía ser una extraña masita de aceitunas.

Lo que yo quería era llegar a la iglesia. Tenía cultura cristiana pues, antes de pasarme a uno de los mejores colegios femeninos de Bogotá, había hecho la escuela primaria en un colegio de monjas. Me parecía divino todo el ritual que rodeaba la comunión. Era como la prolongación de mi vida, pero con un agregado de espiritualidad y fastuosidad que lo elevaba todo al más alto y cristalino de los cielos.

Decir que durante la ceremonia me sentí plena es poco. Me sentí radiante, colmada de una dicha tan grande que no me cabía en el cuerpo. Nuestra familia fue la que encabezó la entrada a la iglesia, mi hermana y yo llevamos las ofrendas. Aquel fue un acontecimiento momento culminante de mi vida. Yo me sentía la reina de España, y tal vez de veras lo haya sido. Lucía un peinado de princesa con un delicado y exclusivo arreglo de florecitas pequeñas, tan exclusivo como las telas españolas que mi madre compró para el vestido. Y el vestido, ¿qué decir del vestido? Su descripción bien podría merecer un capítulo aparte. Era blanco, largo, con un moño divino atrás en la cintura. De tener que elegir un objeto que represente mi niñez de seguro que elegiría el vestido de mi primera comunión. Entre sus bordados, pliegues y detalles relucía con el más cegador de los brillos toda la encantada felicidad que rodeó aquel período de mi vida. Los guantes también eran preciosos, estaban confeccionados con una tela que representaba a una mallita delicada, y entre ellos yo llevaba una bella bolsita con dos regalos de mi abuelo: un rosario de oro y un anillo al que lo engalanaba una esmeralda pura con dos diamantes. Y a esto hay que sumarle una preciosa cruz de oro que me obsequiaron mis padres. Recorrí la iglesia como si mis pies —calzados en inevitables zapatos italianos— se posaran sobre nubes. Aquella imagen fue fundamental para mí, no solo porque la conservo y atesoro en los más hondo de mi alma, sino también porque allí, en ese instante puntual, anclé a mi niña interior.

Y después llegó lo mejor, la fiesta en una de los salones más exclusivos de la ciudad. Todas mis amigas estuvieron presentes, y para mí aquello fue importante porque ese día no hubiese sido completo sin ellas a mi lado. Yo era la primera de nuestro grupo en haber tomado la comunión, y eso hacía que me vieran como a alguien tan admirable como inalcanzable, como si en mi presente ellas pudiesen proyectar un futuro de dicha para sí mismas. Recuerdo que en un momento me rodearon para preguntarme qué había sentido, querían saber sobre la hostia, el cáliz, el vino…

—¡Estás hermosa, Luciana! —me decían fascinadas—. ¡Pero cuéntanos! ¿Qué sentiste?

—¿Cómo hiciste para aprenderte así de bien las oraciones?

—¿A qué sabe la hostia?

—¡Qué bellos zapatos! ¿Es cierto que son italianos?

La fiesta resultó todo lo bella y exclusiva que mis padres soñaron. Para entretener las decenas y decenas de invitados contamos con un recreacionista y hasta con un mago que me hizo pasar al frente como su asistente. Y mientras él desgranaba truco tras truco, yo no me sentía ante un salón sino ante un estadio repleto que no hacía más que aprovecharse de mí.

Con el correr de los años más de una vez, he tenido la necesidad de conectarme con mi faceta más inocente y cristalina. Y esa faceta siempre la encontré en aquella Luciana que tomó su primera comunión, en esa niña inocente, hermosa y dichosa que brillaba rodeada un aura blanca.

Aquel día me lo gocé entero, no quería que acabara. El vestido terminó sucio de tanto baile, de tanto disfrute, y a los pocos días mi madre lo llevó a lavar, como era inevitable, a un sitio súper exclusivo. Esa noche me acosté tan agotada como feliz, dormí como la heroína de una fábula tras vivir una apasionante aventura, y al día siguiente amanecí diferente. Amanecí menos niña, más grande, más mujer. La Pequeña Luciana de a poco le cedía espacio a la Luciana adolescente. Y allá a los lejos, aún en el horizonte, comenzaba a adivinarse la mujer.

¿A dónde se fue la magia?

"Cuando era joven podía recordarlo todo, hubiera sucedido o no."
Mark Twain

"Adolescencia, divino tesoro, ¡ya te vas para no volver!
Cuando quiero llorar, no lloro... y a veces lloro sin querer."
Rubén Darío

Ciertos hechos no solo son trascendentes por las consecuencias que acarrean sino también porque decretan el comienzo o el fin de una época. Son muchos los historiadores que consideran que el siglo XX no terminó el último día del año 2000 sino diez años antes cuando cayó el Muro de Berlín, o que el siglo XXI nació recién el 11 de septiembre de 2001 con la caída de las Torres Gemelas.

Y lo mismo sucede con nuestras vidas. Pese que es cierto que los ciclos y etapas no suelen nacer o terminar de un día al otro, hay ciertos sucesos que nos ocurren que actúan como una divisoria de aguas que trazan un antes y un después.

En más de un sentido siento que mi niñez no terminó, pero sí comenzó a diluirse lentamente al otro día de mi primera comunión. La pequeña Luciana que despertó la mañana siguiente, una vez que la fiesta comenzaba a ser parte del pasado, seguía siendo una niña, pero en ella ya comenzaba a asomar la mujer que soy hoy.

¿Y cuándo podría decirse que terminó de nacer la Luciana

adolescente, la Luciana jovencita? También fue una fiesta la que marcó una línea en la arena, en este caso la que mi familia organizó para celebrar mis quince años. Como si aquellas dos fiestas fuesen los extremos de un lazo que une a mi niñez con mi adolescencia.

Entre mis siete y catorce años fui una niña feliz con gran facilidad por destacarme en cualquier actividad. El mundo seguía siendo un inmenso escenario montado para que Luciana se luzca; y mi familia, amigas y maestras no eran más que un público ávido por quererme, admirarme y aplaudirme.

A la hora de ganarme el afecto de mi familia era siempre la más adorada, a la hora de estudiar era quien obtenía las mejores calificaciones, a la hora de practicar deportes me esforzaba por ser la mejor deportista. Tanto es así que como gimnasta gané la medalla de bronce y plata, y con la Liga Intercolegial de Atletismo de Bogotá, medalla de plata dos veces; también me destacaba en el tenis, deporte que me apasionaba al punto de jugarlo todos los días, y que aún hoy, de vez en cuando, suelo practicar. En fin, Luciana era una niña a la que los años le transcurrían tan felices como veloces, una niña que ya tenía catorce años y que muy, muy pronto cumpliría quince; y aquello debía ser celebrado como correspondía.

Yo no era del todo consciente de lo importante que esa fiesta era para mi familia, y con la importancia que ellos le dieron, pronto comenzó a volverse trascendente para mí. Yo jamás aspiré a una fiesta tan magnífica como la de mi hermana; para mí era suficiente una buena rumba con mis amigos, sin embargo, mis padres tenían otros planes, y en cuanto a lo que respecta a la felicidad de sus hijas, los planes de mi madre no eran deseos sino decretos. Ella consideraba que mis quince años debían celebrarse con fastuosidad, como una prolongación mejorada —y aún más exclusiva, de ser eso posible— de mi fiesta de primera comunión.

—Toca buscar un sitio grande —dijo mi madre, montada en el mayor de los entusiasmos—. No basta con un saloncito. Lo que nosotros precisamos es algo mejor, algo mayor. Por ejemplo, un muy buen hotel.

Y justamente en aquel 1990 acababan de inaugurar nada menos que el World Trade Center, un majestuoso lugar. Mis padres consideraron que la fiesta de su hija menor no podía festejarse en otro sitio más que ese. Como era inevitable, la celebración resultó exactamente como ellos la deseaban. Fue tan grande que incluso se llegó a anunciar en la emisora de moda. Sí, ¡hasta en la radio se anunció la fiesta reina de corazones de Luciana!

Fueron doscientos invitados, y no hubo privaciones de ningún tipo: manjares y exquisiteces acompañados por la mejor bebida, buena música, un salón inigualable… Mis padres volvieron a lograrlo, porque mis recuerdos de aquella fiesta son tan encantados y fastuosos como los de la fiesta de comunión.

Llegamos al punto de reservar una suite del hotel para nosotros, y así sentirnos más cómodas a la hora de cambiarnos y prepararnos para la fiesta. Lo primero que me viene a la mente a la hora de recordar aquel día es mi vestido: rosado, con una falda ancha de tul, cuello redondo y mangas abombadas con delicadas florecitas. Calcé unos tacones bajitos, y lucí el pelo recogido con el copete "Alf" tan de moda en aquel tiempo. No hubo invitado que no me haya manifestado lo hermosa que me veía.

Y allí estaba otra vez el mundo tal cual como antes se los mencioné: un gran escenario montado para el debut de la pequeña y adolescente Luciana. Pero, de ser eso posible, durante aquella celebración el escenario fue aún más dorado, aún más soñado. Y el punto culminante fue el momento de bailar el vals. Yo había elegido previamente quiénes podían bailar conmigo, ¡porque no cualquiera tendría semejante honor! El primer privilegiado fue mi padre, al que no le cabía la felicidad en el cuerpo, y los siguientes afortunados fueron algunos de mis amigos. En aquel instante el cuento de hadas que era mi vida pareció elevarse hasta lo inimaginable. El mundo — mi mundo— se había vuelto un cuento de hadas en el que yo no debía hacer otra cosa más que recorrer sus páginas entre sonrisas y elogios.

El único pequeño lunar que opacó aquella fiesta fue que casi no quedó ninguna fotografía de recuerdo. El fotógrafo —tan exclusivo que pertenecía a la revista La Semana— alegó que todas las imágenes que tomó se dañaron, y también el video. El único punto a favor fue que el hotel, como el fotógrafo había sido recomendado por ellos, nos resarció con un cóctel. Tal vez aquello haya sido el modo que encontró la vida de decirme que, por más princesa que yo fuese, la perfección no existe y los errores ocurren.

Pero nada de eso impidió que mi fiesta fuera soñada y, tal cual sucedió con mi primera comunión, quien despertó al día siguiente fue una Luciana diferente, una Luciana más madura, menos y niña y más jovencita. Y toda jovencita que se precie anhela un novio, un muchachito que la acompañe del modo que un amigo o compañero no siempre puede hacerlo. Y ese muchachito llegó, y su nombre fue Federico. Él fue mi primer novio de verdad —el primero, el de juguete, había sido aquel chico que me quitó mi hermana en la niñez—. Federico fue un amor bello e inocente, con él jamás tuvimos sexo, todo eran cogidas de mano, abrazos y besos interminables, llenos de pasión. Ambos éramos parte del mismo grupo, y dentro de esas pequeñas sociedades que se forman en esos grupos de quinceañeros, él era el churro y yo la estrella, así que se suponía que algún día terminaríamos de novios. Y así fue. Pasábamos todo el día juntos, tocábamos la guitarra y cantábamos canciones de Silvio Rodríguez, que a él le encantaban. Nuestras favoritas eran "Ojalá" y "Óleo de mujer con sombrero". Me basta con cerrar los ojos para ver sus dedos rasgando las cuerdas y oír su voz cantando:

"... ojalá que las hojas no te toquen el cuerpo cuando caigan
para que no las puedas convertir en cristal,
ojalá que la lluvia deje ser el milagro que
baja por tu cuerpo
ojalá que la luna pueda salir sin ti
ojalá que la tierra no te bese los pasos..."

Había una letra en particular que Federico adoraba cantarme, una en la que parecía acentuar las palabras a la hora de hacerlo:

"... la cobardía es asunto de los hombres,
no de los amantes.
Los amores cobardes no llegan a amores,
Ni a historias, se quedan allí.
Ni el recuerdo los puede salvar,
Ni el mejor orador conjugar..."

Y al terminar la canción Federico me decía, con aquel aire bohemio y de poeta que hacía que yo me refiera a él como "El soñador de las letras":

—Aprenda de Silvio, usted jamás vaya a permitir que a su vida llegue un hombre cobarde.

Son extraños los modos que encuentra el destino para advertirnos. Porque con el correr de los años yo terminaría teniendo un hijo con un hombre tan cobarde como el que él me mencionó. Y en más de una pelea con el padre de mi hijo, recordé aquella frase de Silvio, aquella advertencia que Federico me había hecho tantas veces.

—¡Eso eres tú! —le gritaba haciendo recordar las palabras de Federico—. ¡Un cobarde!

Sin embargo, durante aquellas largas y edulcoradas guitarreadas la adolescente Luciana no tenía modo ni de comprender ni de asimilar esas advertencias. Quien escuchaba esas palabras era apenas una jovencita enamorada de su primer novio, enamorada de su primer príncipe. O tal vez tan solo enamorada del amor, quién sabe. Pero a Federico lo amé, con toda la inocencia y ternura de esa edad. Todo lo hacíamos juntos, mi vida era él y yo era su vida. En la mañana andábamos en bicicleta, en la tarde íbamos al cine, después comíamos helado y en ningún momento dejábamos de acompañarnos, abrazarnos y besarnos. Cometíamos travesuras que me regalan una sonrisa de solo recordarlas: cuando íbamos a mi casa solíamos robarle cigarrillos a mi madre, les sacábamos la nicotina, los rellenábamos con té de manzanilla y así fue que dimos nuestras primeras pitadas. Sabía inmundo y olía aún peor, así que lo apagábamos enseguida. ¡Fumábamos té! De solo recordarlo se me despierta una inmensa ternura por aquella Luciana que fui y que hoy siento tan lejos como cerca, porque yo sé que una porción de esa niña encantada aún vive en mí. Lo sé porque me preocupo por cobijarla y no dejarla partir.

Con nuestros amigos solíamos juntarnos en unos jardincitos que había entre el complejo de edificios donde vivíamos, y más adelante cuando el grupo de amigos empezó a crecer, comenzamos a encontrarnos en casa de alguno de ellos. Entre pequeños tragos de kirsch bromeábamos, jugábamos, soñábamos con un futuro que no podía ser otra cosa más de ensueño, y siempre que podíamos tocábamos la guitarra y cantábamos. Y Federico por supuesto siempre a mi lado, junto a esa quinceañera que ahora recorría su mundo junto a su reluciente príncipe mitad cantante mitad poeta. Porque la nuestra era la edad de las ilusiones, la edad en la que cualquier niño afortunado es capaz de convencerse a sí mismo de que será lo que quiera ser con solo proponérselo. Y Federico deseaba ser poeta. Y así fue como, entre rasgueos de guitarra, cuadernos y lápices, comenzó a escribir canciones y versos que yo adoraba. Años después llegó incluso a grabar en un disco una canción muy bonita que me había dedicado. Un amigo suyo me dijo que la canción no estaba dedicada a mí, pero yo sé que sí lo estaba, porque mil años atrás Federico me entregó una carta con la letra de esa melodía. Ninguna afirmación, por más fuerte que sea dicha, puede opacar la verdad que anidan nuestros recuerdos.

Pero, más allá de tanto ímpetu y de todo el amor que nos teníamos, Federico y yo no dejábamos de ser niños. Niños inseguros e inexpertos movilizados por la curiosidad y los deseos de explorar al mundo. Y la cuestión es que Federico, en algún momento, se empezó a meter con amigas mías. Y un día se armó entre nosotros una gran pelea, de esas que a los quince años te hacen sentir que el mundo se acaba y ya no habrá mañana. Pero el mundo poco se conmueve ante la discusión de dos adolescentes, así que por supuesto que hubo mañana. Y Federico vino a mi casa a pedirme perdón, y yo por supuesto que lo perdoné. ¿Qué otra cosa podía hacer, si era mi amor en ese instante?

En tanto nuestro grupo de amigos se agrandaba más y más, y en algún momento comenzaron a llegar niñas bonitas, cosa que me fastidió porque ¿no se supone que sobre el escenario de mi mundo no debía haber ninguna niña más bonita que yo? ¿Acaso no era cierto que Luciana sería siempre la mayor estrella del cielo de su vida? Por momentos me gustaría volver atrás, tomar de hombro a aquella pequeña tan inocente como un tanto engreída y explicarle que el mundo es más complejo de lo que ella supone, pero… no es necesario que yo haga nada, pues no hay mejor consejero que la propia vida. El lento pero inevitable transcurrir de los días muy pronto pondría en su lugar a la Princesa Luciana. Y la Princesa bella y un tanto engreída nada podría hacer para evitarlo.

La cuestión es que, como era inevitable, Federico se enamoró de una de esas niñas, y yo no encontré mejor modo de vengarme que buscarme a otro muchachito que me acompañara. Pero Federico era Federico, y Luciana era Luciana. Y una vez que las discusiones se calmaban y las lágrimas se secaban terminábamos volviendo uno junto al otro.

Pero los amores entre adolescentes están obligados a ser tan intensos como finitos, así que nuestra historia debía tener un desenlace. Y ese desenlace comenzó a llegar cuándo él, a sus 17 años —yo tenía uno menos—, se graduó y decidió irse a la Marina. Nos juramos hasta el infinito que la distancia no quebraría nuestro amor, yo le di mi palabra de que lo esperaría toda mi vida y él me aseguró que volvería por mí. Parecíamos la pareja protagonista de una novela de amor juvenil en su pasaje más romántico. Y tal vez de veras lo hayamos sido, ¿por qué no? Antes de partir, Federico me escribió la carta más divina que jamás haya tenido en mis manos. Repleta de esas líneas que solo se pueden volcar al papel cuando el corazón es joven y los golpes aún no han llegado. Y así, entre las palabras de amor de esa carta, cientos de promesas, miles de abrazos y millones de besos, Luciana y Federico comenzaron a transitar caminos diferentes.

Federico partió a la Marina al mismo tiempo que nuestro grupo de amigos se comenzó a desbaratar. Y aquello ayudó a que yo me aleje de aquella ciudad y comience a pasar más tiempo en la finca de mis padres, a la que solíamos ir los fines de semana. No solo la casa era cómoda, allí también estaba el Club social, el verde, las canchas de tenis, y de a poco, como era inevitable, empecé a vincularme con nuevos amigos, con gente de allá.

Una noche estábamos con unos amigos en la bolera del Club cuando se me acerca un "papacito" divino que me dice:

—¿Y tú por qué eres tan antipática conmigo?

Y yo quedé fascinada de que esa belleza de hombre muestre interés por mí. Pero su acercamiento no se limitó a esa pregunta. Aquella noche comenzaba a hacer frío, entonces él se quitó su hermosa chaqueta —que olía divina— de quién sabe cuántos miles de pesos, y me abrigó en ella, y dijo:

—Quiero que esta noche duermas con mi chaqueta. ¿Lo harás?

—Sí —murmuré, ante la atenta mirada de mis amigas que presenciaban aquella escena con la más grande de las sorpresas.

Y en ese mismo momento la Princesa Luciana dejó atrás a Federico. En ese preciso momento mi novio-príncipe del último año, el de las cartas, los poemas y las guitarreadas, el de los besos y los abrazos eternos, aquel con el que nos habíamos jurado esperarnos hasta reencontrarnos, comenzó a desvanecerse de mi vida. No me juzgo. Hoy, desde la distancia puedo comprender que aquella Luciana era una niña en formación, con sus sueños, dudas y deseos a flor de piel. A esa edad la vida no es otra cosa más que un gran campo que debe ser recorrido y gozado. Y eso hice. Sin ánimo de lastimar a Federico, pero lo hice.

Aquel hombre divino de la chaqueta no había caído del cielo. Yo lo recordaba muy bien. Años atrás, cuando yo tenía trece, se había organizado en el Club un pequeño desfile en el que desfilé como modelo. Otro buen modo de que la pequeña Luciana siga brillando y recogiendo aplausos y admiraciones. Y a pesar de que los inevitables nervios hacen que quien desfila no pueda prestarle demasiada atención al entorno, yo recuerdo muy bien que aquel muchacho me obnubiló. Su nombre era Mauricio Castro, dos años mayor que yo, adinerado y con aires de playboy. Y me obnubiló al punto de que a poco estuve de tropezar con la modelo que tenía delante, cosa que por suerte casi nadie notó. Para mi sorpresa, al terminar el desfile, él se acercó a mí.

—Desfilaste muy bien —me dijo con aires de galán.

Y ahora, unos años después, ahí tenía a Mauricio frente a mí, por lo visto dispuesto a seducirme.

Al día siguiente pasó a buscarme por mi finca. Quería invitarme a almorzar, ir de fiesta, compartir un… debí interrumpirlo. Yo ni podía ni debía aceptar sus propuestas. Él era un papacito inalcanzable para todas las mujeres, y yo tenía algunos años menos que él, y aún amaba a Federico, y le había prometido esperarlo, y… de muy poco sirvieron mis excusas y razones, al poco tiempo Mauricio y yo comenzamos a salir. Y entre nosotros nació un idilio de apasionamiento que me tumbó como si de un vendaval se tratase. Nuestra relación se volvió un círculo interminable de bares, diversión, fiesta, trago, cigarrillo y encuentros con amigos. El sentimiento de un amor inocente por Federico se desvaneció tan rápido y lo cubrió un desbordado enamoramiento extraño y una atracción incontrolada por Mauricio. A mis padres no les gustaba Mauricio. Lo consideraban un hijo de papá y mamá, un chico sin cerebro solo pendiente de lo superficial. En ese tiempo yo no lograba darme cuenta de la razón que tenían. Lo que llevamos adelante con Mauricio fue un vínculo cargado de materialismo y apariencias, pero hay algo que no puedo negar: nos amamos. A nuestro modo, pero nos amamos; de un modo tal vez confuso y equivocado, pero nos amamos.

Pasó un año y yo cumplí 18. Y muchas cosas cambiaban a excepción de una: yo seguía siendo virgen. Mauricio me insistía con que ya era tiempo de entregarnos plenamente, sin embargo, yo siempre, y a pesar de desearlo tanto, encontraba una excusa para postergar el momento.

Un día nos ocurrió algo que aún hoy me aterra recordar. A Mauricio no solo le gustaba bailar con frecuencia, sino que lo hacía muy bien, a veces iba a bailar sin mí, cosa que no me agradaba. Una noche en la que me llegó el dato de que él se había ido a bailar a un bar en la zona rosa "Blue" de mi ciudad, tomé mis cosas y me fui para allá. Y efectivamente ahí estaba el galán, luciéndose en medio de la pista y rodeado de chicas. Se lo reclamé enfurecida:

—¿Quién te crees tú para hacerme esto?

Ni yo pude seguir reclamándole ni Mauricio tuvo tiempo de responderme. En ese preciso instante sucedió una balacera que me atronó los oídos y me paralizó el cuerpo. Él se me botó encima al grito de:

—¡Vámonos, vámonos!

Y nos arrastramos y gateamos entre la multitud enloquecida de espanto hasta escapar de allí. Una vez afuera, él me explicó que iba a ese sitio tan solo a bailar, y que si iba sin mí era porque ese sitio es denso y era común que los asistentes se pongan a pelear y alguien comience a echar tiros al aire.

La Colombia de aquellos años no era un juego de niños, y por supuesto que, en mi ciudad, Bogotá no era la excepción. Y a pesar de estar al tanto de la violencia que desangraba al país, yo solía vivir de espaldas a aquel clima. Sin embargo, es imposible vivir en el barro y jamás mancharte. Y el momento de mancharme, de espanto, lodo y sangre, me llegó esa noche.

—¿Pero de dónde vienes? —me preguntó mi madre al verme llegar con las manos y las rodillas sucias.

—Es que donde fuimos había barro —me excusé, y corrí al baño a ducharme.

A las siete de la mañana del día siguiente me despertó la voz acongojada de mi hermana.

—¡Anoche mataron a un amigo mío de la universidad en el bar de la zona rosa, en "Blue"! —decía entre sollozos—. Parece que hubo una balacera. ¡Esa gente que va a los bares de la 82!

Mi hermana me contó que por esa vez nada había tenido que ver el narcotráfico que desgarraba a Colombia. La tragedia se debió una pelea que derivó en una bala perdida que rebotó en la hebilla del pantalón de su amigo, subió y lo mató.

Y mi madre, indignada, comenzó a quejarse de la locura en la que había caído nuestra ciudad, y que era por situaciones así que no dejaba que su hija Luciana asista a lugares así. Y yo, que había estado a pocos metros del amigo de mi hermana en el preciso instante de su muerte, no sabía si reír, llorar, hablar, o tan solo mantenerme en el mayor de los silencios.

A veces me pregunto si la vida no se empeñará en enviarnos señales de lo que vendrá, de dejar pequeñas migas en el suelo como anticipo de lo que será nuestro futuro próximo. Porque, así como el breve deslumbramiento que tuve a mis 13 años por Mauricio durante aquel desfile derivó pocos años después en una relación formal, tal vez ahora ese hecho violento en Blue pudo ser el anticipo de que mi vida se acercaba a su capítulo más oscuro.

El preciso instante en que a la Princesa Luciana le arrebataron de un golpe su corona e inocencia, a punta violencia. Esa agresión que Mauricio me propinó en medio de una discusión estúpida durante la cual yo me rebelé ante sus insultos y él decidió concluir derrumbándome de un cobarde y tremendo golpe.

Aún me quema el recuerdo de mi mano inútilmente alzada pidiendo un socorro que llegaría en forma de patadas e insultos, el sonido de los pasos de Mauricio alejándose, su amiga abriéndole la puerta de su casa y diciendo que "es así como se trata a las mujeres". Sobre todo me quema el recuerdo del ardor en mi cara, el vacío de mi estómago, y la visión de mi alma derrumbándose en un abismo de confusión y vergüenza.

No sé cuánto tiempo pasé oculta tras unas matas de pasto, una hora tal vez. Hasta que de pronto, en algún momento, vi a unos amigos caminando a pocos metros. Por lo que decían parecían ir a una fiesta, así que salí de mi escondite y me uní a ellos.

—¿Es que no vienes con Mauricio? —me preguntaron.

—No —dije intentando sonar despreocupada—. Estamos peleados. ¡Vamos!

Y entré a la fiesta simulando que nada me sucedía. Tras revisarme en un espejo creí notar que por suerte el rojo del golpe a la cara había bajado. De todos modos, pedí unos hielos y me metí en el baño. A poco de volver a la mesa de mis amigos se me paralizó la respiración: Mauricio entraba al salón totalmente borracho. No supe qué hacer, y con el corazón galopándome desbocado, rompí en llanto y escapé de la fiesta. En medio de tanta desgracia tuve la fortuna de que un buen amigo de Mauricio, alarmado ante mi extraño proceder, me siguiera, me tomara del brazo y me preguntara qué me sucedía. Yo le conté todo con detalles: nuestra discusión y los posteriores insultos, golpes y patadas. Su amigo se puso furioso.

—¿Qué me dices? ¡Él será mi hermano del alma, pero no puede hacerte esto! ¡Y mucho menos a ti!

Y de inmediato me pidió que me quedara en dónde estaba y regresó al salón para reprocharle su actitud. Volvió a los pocos minutos.

—Mauricio está muy tomado, Luciana. Hoy no es día para hablar de esto.

Se ofreció a llevarme a mi casa, pero yo le dije que no quería volver en ese estado, que aún me encontraba abrumada y adolorida. Acordamos resguardarnos en un costado oculto del salón donde transcurría la fiesta, y él me trajo unos hielos con los que yo seguí calmando la hinchazón de mi cara. Hasta que al fin me llevó a mi casa.

Esa fue la noche en que mi vida se partió en dos, la noche que se quebraron mi alma y mi corazón. Fue un cambio muy grande, porque no solo se desmoronó mi amor a Mauricio sino cuestiones aún más íntimas y profundas: aquella noche defraudé a la Princesita que se empeñaba en vivir en un mundo de magia y sonrisas. Esa noche fue como si el hechizo se hubiese acabado volviendo a la carroza calabaza, al príncipe sapo, y a la pequeña y encantada Luciana una mujer doliente y sufrida como tantas. El hechizo al fin estalló en el aire, y ante mis ojos tan solo quedó el mundo real, ya libre de encantos y repleto de miserias.

Pero la pesadilla no terminó con el fin de la noche… Al día siguiente a las nueve de la mañana Mauricio se apareció en casa con actitud despreocupada.

—Hola —me dijo como si la noche anterior jamás hubiese existido—. ¿Me perdonas? No sé qué sucedió, tal vez tomé un trago de más, fue una huevonada.

Y yo, que tantas veces lo había observado con el mayor de los amores, le dediqué mi mirada más furiosa.

—Retírate —le ordené—. Porque si no lo haces tienes dos opciones: o llamo a la Policía, o le cuento todo a mi padre y él te mata de un tiro, sin importar que lo encarcelen la vida entera. ¡Lárgate!

Ese mismo día me volví a Bogotá. El círculo que había comenzado con mi alejamiento de Bogotá tras la partida de Federico, había llegado a su fin. Y aun así Mauricio me llamaba cada día, y yo me negaba. Él insistía con que había perdido el control debido al alcohol, que lo sucedido había resultado un error producto de los celos, pues en ese bar me habían mirado unos hombres y él eso no lo podía soportar.

Me avergüenza decir que, en algún momento, tal vez unos tres meses después del golpe, volvimos a intentarlo. Aún hoy no comprendo por qué cedí. ¿Por cobardía? ¿Por inocencia? ¿Por debilidad? No lo sé y tal vez ya sea tarde para indagar en aquella razón equivocada. Pero de nada valió volver porque el daño era irreparable y las cosas jamás volvieron a ser como antes. Todo terminó definitivamente y nuestras vidas tomaron rumbos diferentes. Él se dedicó a la fiesta, al trago y las mujeres, y yo también opté por otro camino.

Nuestra historia no tuvo más capítulos, pero sí una pequeña cosa. Años después, ya viviendo él en Estados Unidos, Mauricio me contactó.

—Recomencemos nuestra relación, Luciana —me dijo—. Desde cero, como si no tuviésemos pasado. Incluso me envió mi tiquete de avión. Debí haber rechazado esa propuesta desde el minuto cero, sin embargo, dudé. Dudé al punto de cometer un error que ahora juzgo inconcebible: le dije que sí, que lo abandonaría todo, dejaría a mis padres, mi vida en Colombia y partiría junto a él. Yo era consciente que una decisión de ese tenor destrozaría a mis padres, pero no sé qué me sucedió y me cegué al punto de llevarla adelante. Pero el destino tenía otros planes para mí, y así me lo hizo saber. ¿De qué manera? Por medio de mi hermana. Sí, mi hermana. Esa mujer tantas veces extraña, tantas veces distante y ajena fue quien se interpuso al punto de torcer una decisión que parecía inamovible. Fue ella quien me detuvo y obligó a replantear mi postura. Yo estaba en mi cuarto hablando por teléfono con Mauricio, ultimando los detalles de mi huida, cuando la vi parada bajo el marco de la puerta.

—¿Qué hace usted escuchando mis conversaciones? —le pregunté con vehemencia.

—Yo también me hago la misma pregunta —me respondió ella con igual énfasis—. No sé por qué la estoy escuchando, pero le voy a pedir un favor: cuelgue ya que debo hablar con usted.

—No puedo colgar porque me están llamando de Estados Unidos.

—Yo le pagaré la llamada. Cuelgue ya mismo que debo decirle algo urgente. Y usted después vuelve a llamar.

Algo en su postura y tono de voz me llevó a hacerle caso, así que le dije a Mauricio que debía cortar la comunicación, que lo volvería a llamar en pocos minutos.

Mi hermana se sentó al borde de mi cama y me pidió que reflexionara, que yo no podía dejar atrás a mi familia, a mis amigos, a mis estudios, y mucho menos por ese tipo. Lo más significativo de aquella situación es que ella no sabía que él me había golpeado, eso solo lo sabían un ínfimo puñado de personas entre las que ella no se encontraba. Yo le insistí con que me iría, que mi futuro estaba en otro país, a su lado, y entonces ella me miró con dureza, y me dijo:

—Está bien. Si usted está dispuesta a tomar esa propuesta, llámelo y acepte. Tome la decisión y yo misma me comprometo a llevarla al aeropuerto. Pero tenga en claro que su vida cambiará totalmente.

Yo le sostuve la mirada y le respondí que sí, que por supuesto que me iría.

—Okey —dijo ella—. Entonces llámelo. Llámelo ya mismo.

Y yo así lo hice. Con la valentía inesperada, marqué el número, y él me atendió. Algo ocurrió dentro de mí. No sé explicarlo con palabras, pero algo se movilizó en mi interior, como si tras un imperceptible movimiento las piezas finalmente se hubiesen ordenado. Esperé un instante, tomé aire, y dije:

—Olvídate de mí, Mauricio. Jamás quiero volver a saber de ti. La Luciana acaba de morir en tu vida.

Y colgué.

Aún hoy me pregunto si supe darle las gracias a mi hermana por su intervención, aún hoy me pregunto hasta qué punto mi vida pudo haberse desmoronado de no ser por sus palabras. Tal vez esta sea una buena oportunidad para hacerle saber hasta qué punto soy consciente de su coraje, de lo certero de sus consejos.

No volví a saber de Mauricio hasta años después. Estaba yo jugando con mi hijo en el parque cuando sonó mi celular. Atendí y era él.

—Quiero verte —me dijo.

Sorprendida al máximo, le respondí que ya nada teníamos por conversar, y que no tenía ningún interés en volver a verlo.

—Sí, Luciana —insistió al otro lado de la línea—. Aún nos queda mucho por conversar.

Y me dijo que me esperaba en dos horas en determinado bar.

Lo último que deseaba y necesitaba en mi vida era volver a verlo… pero a las dos horas estaba sentada en ese bar que él me había indicado.

Él llegó. Lo que descubrí delante de mí fue al hombre más insulso que jamás había tenido frente a mí. Aquel hombre que a mis trece años me había impactado al punto de perder el equilibrio en un desfile, aquel mujeriego que todas soñaban tener a su lado, se había reducido a un perdedor, a un hijo de papi, a un pusilánime. Los años —y por sobre todo sus acciones— le habían derretido la pátina de brillo que lo recubría, y ante mis ojos solo restaba un triste muñeco de trapo, ya incapaz de sostener siquiera el peso de su cobarde miseria.

Mi vínculo con Mauricio había muerto la misma noche en que destrozó a mi niña interna a fuerzas de insultos, golpes y patadas, sin embargo, fue aquella vez que el último ladrillo de aquel hombre terminó de derrumbarse entre un sordo estruendo de polvo. Ya nada quedaba de él. Y ya tampoco nada quedaba de la pequeña Luciana, niña-princesa que él había seducido, enamorado, amado, y al fin también destrozado.

Cambié de universidad y cambiar de ámbito siempre conlleva a un cambio más profundo: nuevos destinos, horarios, intereses, amistades, vínculos… Allí comencé a frecuentar a un nuevo grupo de amigos con los que empezamos a pasar tiempo juntos. Allí llegó a mi vida otro hombre que, para bien y para mal, daba comienzo a un nuevo capítulo de la historia de mi vida.

Vacío

"Si la juventud es un defecto,
es un defecto del que nos curamos demasiado pronto".
James Russell Lowell

"Lleva tiempo llegar a ser joven".
Pablo Picasso

Gritos del alma, emociones desbordadas y un cuerpo sin control;
una mirada profunda que llega a la razón y te hace entender
que estar aquí tiene un precio, que todo tiene su tiempo.
Sandra Arroyave

Tras terminar mi relación con Mauricio, me dediqué completamente a mis estudios de psicología en una universidad cerca a Bogotá, a estrechar mi relación con mis compañeros de universidad y amigos. Se suponía que mi futuro transcurriría por carriles más próximos a Bogotá que a la finca de mis padres donde había pasado los últimos años. Sin embargo, en esta universidad me sucedió algo curioso que trastocó mi destino. Junto a una amiga debíamos hacer una investigación, y elegimos el lesbianismo y la prostitución en las cárceles de mujeres. Las razones que nos llevaron a considerar este tema de alta de importancia y el planteamiento de la investigación no fue recibido con buenos ojos. Tal vez visto a la distancia, la visión y postura tan conservadora de una universidad del

Opus Dei, me haya empujado a tal transgresión. La cuestión es que ya habíamos avanzado considerablemente para cuando la profesora nos señaló que debíamos dejar a ese tema de lado; no solo eso, también nos advirtió que en caso de desobedecerla podíamos llegar a perder la materia. Intentamos convencerla de todos los modos posibles, fue tiempo y caso perdido. Mientras nos retirábamos resignadas, mi amiga se refirió con insultos al aire, refiriéndose a la posición poco defensora de la profesora.

Y yo, muy desenvuelta, y con ese desparpajo típico de la juventud, afirme sus expresiones:

—Sí, seguro. Habría que ver qué trauma tiene esa vieja.

Pero hubo algo que no tuvimos en cuenta: la profesora venía caminando justo detrás de nosotras. Y por supuesto, escuchó todo, absolutamente todo.

La conclusión fue que nos suspendieron a las dos por todo el semestre. Así que me encontré ante un vacío de medio año. ¿Qué hacer? Y a eso se sumó una cuestión nada menor que poco a poco adquiriría una gran influencia en mi vida: mis padres comenzaron a tener problemas económicos. Era como si el destino se empecinara en dejar cada vez más atrás a la pequeña Luciana que ayudaba a su abuelo a contar incontables fajos de billetes, tan atrás que por momentos esa niña solo parecía vivir en mis recuerdos.

No podía, ni quería, ni debía pasarme un mes viendo la vida pasar, y más aun teniendo en cuenta la nueva situación de mis padres, así que decidí que esa sanción no debía ser un impedimento sino una oportunidad para adentrarme en algo diferente que me permitiera seguir aprendiendo, para abrirme a áreas a las que hasta allí no le había dado el espacio que deseaba. A mí siempre me interesó el arte, en todas sus formas. La crueldad del mundo jamás ha logrado invalidar al deseo del hombre de expresarse a través de las letras, la pintura, la música... Es más, muchas veces son las propias injusticias y tragedias del mundo las que potencian el deseo del hombre por expresarse a través del arte, a mí, por temor o por inseguridad, jamás se me había pasado por la mente estudiar y explorar todo aquello de modo serio, pero allí tenía mi oportunidad. La sanción de la universidad era la excusa perfecta para darle rienda suelta a mi pensamiento, creatividad y lo que me había sido casi prohibido. Tomé la decisión de estudiar Arte.

De más está decir la poca gracia que aquello le causó a mi madre.

—¿Arte? —me dijo con los labios fruncidos, como quien nombra a un insecto molesto—. ¡Eso no es una carrera!

—Yo no veo otra opción —le dije—. ¿O acaso quieres que me pase medio año mirando el techo?

Así que la convencí de que aquello sería apenas un desvío provisorio, una excusa para hacer algo diferente durante ese único semestre. Y al fin mi madre aceptó sin demasiado convencimiento el siguiente trato: yo estudiaría Arte en una escuela no formal por ese tiempo limitado, y después, y sin ningún tipo de excusas, retomaría mis estudios de psicología.

Nuestro andar por este mundo a veces puede parecer una marcha plana y gris, sin embargo, y solo por momentos, se abren ventanas que nos inundan de sol y aire fresco. Eso mismo fue lo que viví durante aquel semestre. Me tenían que echar de la Academia, yo quería quedarme todo el día en sus aulas pintando, creando, flotando. Allí pude hacer emerger a mi faceta creativa, libre, colorida, y cada día resultó un aprendizaje, un poder abrir las alas y volar. Por desgracia los días se me escurrieron como agua entre los dedos y aquel semestre pronto llegó a su fin. De no ser por la promesa que le había hecho a mi madre por retomar mis estudios de Psicología, intuyo que jamás me hubiese apartado de la Academia de Arte. ¿Hice bien en respetar mi juramento? Jamás lo sabré. O tal vez sí lo sepa, pero no puedo responder esa pregunta en voz alta. Alcanzar la adultez significa tomar decisiones, y esas decisiones no siempre nos tienen a nosotros y a nuestros deseos como protagonistas. Crecer también es comprender que el mundo no gira a nuestro alrededor. Gran lección para la caprichosa Luciana, que de cuando en cuando pugnaba por aflorar.

De todos modos, mi regreso a los estudios "formales" no implicó mi regreso a la universidad en la que estaba. Una profesora que tuve en ese lugar, se cuestionaba ante tantas restricciones de pensamiento frente a la formación de una profesión que debe enfrentar realidades duras, me ofreció una sugerencia interesante: seguir estudiando psicología, pero en otra universidad con un enfoque más abierto y excelente nivel académico y así lo hice.

—Allí tendrás libertad de culto y podrás desarrollarte tranquila sin problemas como los que derivaron en tu suspensión —me dijo.

Así que, tras consultarlo con mis padres, decidí hacerlo.

El primer día de clase entré al aula y, como la profesora aún no había llegado y a mí nadie me conocía, tuve la insólita y genial ocurrencia de pararme delante de mis nuevos compañeros y...

—¡Buenos días, alumnos! —dije con voz firme—. Soy la nueva profesora y les ruego que me presten atención porque no vengo acá a perder el tiempo. Tomen nota: para mañana mismo deben presentarme un ensayo de no menos de treinta páginas. Les ruego que no pierdan el tiempo y que se tomen el trabajo con toda la seriedad y responsabilidad que lo amerita.

Y tras darles unas imprecisas indicaciones en relación a la temática del ensayo, me retiré con aires decididos.

¿Qué me llevó a hacer semejante locura?

No tengo la menor idea. Supongo que me resultó gracioso, supongo que el ser nueva y no conocer a nadie en aquella universidad me hizo sentir impune. O tal vez no haya una razón lógica más allá de que yo aún era una mujer de veintitrés, a la que de vez en cuando le afloraba la niña divertida y algo inconsciente que jamás solté del todo. La cuestión es que lo hice. Y el problema fue que algunos de mis nuevos compañeros se lo creyeron y trasnocharon para escribir el ensayo.

Cuando se supo la verdad me odiaron. Y debí pasar días disculpándome con cada uno de mis compañeros, y también dándole explicaciones a la verdadera profesora, que no se dejó convencer por mi ridícula explicación de que hice aquello para que sus alumnos no perdieran el tiempo.

—Esta vieja antipática seguro que la universidad de la que viene le subió los humos —murmuraban mis compañeros con fastidio.

Y yo, más allá de que hacer todo lo posible por disculparme, en lo más hondo de mí no podía dejar de pensar que debían librarse de tanta formalidad, agregarle un poco de color a sus vidas. A fin de cuentas, eran muchachos en una universidad, no empleados en una oficina.

Entre todos esos alumnos habría uno que terminaría ocupando un lugar preponderante en mi vida. Su nombre era Sebastián, y pese a que estaba de novio con una niña muy bonita de ese mismo salón, comenzó a coquetear conmigo a poco de conocerme. Solía jugar con mi apellido, y en vez de decirme "Luciana Avril", me decía "Luciana, ábreme tu corazón" o "Luciana, ábreme cada una de tus puertas". Y yo le respondía que por más que lo siga intentando por el resto de su vida yo jamás le abriría ni la puerta del baño. No le decía aquello por maldad, sino porque por alguna razón yo no podía terminar de tomármelo en serio. Tal vez tendría que ver con que él tenía un año menos que yo, así que yo lo veía como a un peladito.

—No molestes, marica —le decía con aires de superioridad—. Eres muy culicagao para mí, no te metas conmigo que aún eres un niño.

Pero Sebastián, pese a mi rechazo, tenía muy en claro que la insistencia y la paciencia pueden lograr milagros a la hora de seducir a una mujer herida. Porque, más allá de mis aires de superioridad, yo por esos días tenía al alma deshecha tras el final de mi relación con Mauricio, que justamente por aquellos días se fue a vivir a EEUU. Cuando Sebastián terminó con su novia comenzó a pasar más tiempo conmigo, aunque decir que "pasaba más tiempo conmigo" es inexacto, lo que Sebastián comenzó a hacer es vivir por y para mí.

—Yo te llevo, yo te traigo, yo te acompaño, ¡Vamos, suba ese ánimo! —me decía a cada instante con una sonrisa.

Y poco a poco, casi que sin que yo lo note, Sebastián se volvió una presencia constante, una compañía que siempre, suceda lo que suceda, estaba junto a mí. Si yo iba a tomar una cerveza junto a mis amigos, él estaba ahí, si yo debía juntarme con algunos compañeros para hacer un trabajo para la universidad, él encontraba la manera de terminar en mi grupo. ¡Hasta llegó al extremo de pasar a buscarme casi todos los días por casa para llevarme a la universidad!

Recuerdo una noche en la que me invitó a salir y fuimos a un bar bohemio de los que a mí tanto me gustaban, uno tranquilo en el que solían pasar música de Silvio.

—¿Y qué más te gusta hacer —me preguntó Sebastián tras pedir unas cervezas?

Y si yo le decía que me gustaba andar en moto, él me llevaba a montar en moto. Si yo le decía que me gustaba caminar por la Calera, hacia allí íbamos. Y si yo le hubiese dicho que deseaba patinar alrededor de los anillos de Saturno, Sebastián de seguro hubiese encontrado el modo de darme el gusto, pues él se adaptaba a cualquier cosa que me hiciera feliz.

—Yo haré lo que sea con tal de que tú estés bien, Luciana —me decía—. Yo solo quiero ser tu apoyo y compañía.

Y poco le importaba que yo le insistiese con que no se enamorara de mí, que tan solo estaba atravesando un mal momento con Mauricio con el que pronto regresaría a su lado.

—Tranquila —insistía él—, yo tan solo deseo acompañarte, ayudarte a que te sientas mejor.

A Sebastián nunca le gustó mi fiesta. A él, por ejemplo, jamás le divirtió ir a mis sitios preferidos como Carne de Res o Gato Negro, sin embargo, no se hacía ningún problema.

—Ve y disfruta —me decía, y me dejaba hacer con mis amigos.

Por ese tiempo yo solía salir de noche con un grupo de amigos gay con los que íbamos a un bar gay, y en el que se armaban unas fiestas berraquísimas. El ambiente era insuperable, sonido alto, la mejor música electrónica, buenas luces, y a medianoche comenzaban unos shows divertidísimos con drag-queens con disfraces divinos… En aquel bar el ambiente era bueno, pero hacia las dos de la mañana las cosas comenzaban a virar, algunas mujeres perdían el control y se quitaban las camisas y los brasieres, los ánimos se excitaban y todo se volvía un poco más salvaje. Era rondando esa hora cuando mis amigos se empezaban a meter éxtasis, popper y quién sabe qué cosas más. Ellos mismos, antes que la fiesta se volviera pesada, me invitaban a partir:

—Usted ya no está para estar aquí, Luciana —me decían—. Ya se la gozó, ahora adiós. Vamos, váyase.

Siempre valoré el respeto de ellos a mí, el modo en que disfrutaban conmigo, pero también me cuidaban. Ellos sabían que lo mío era tan solo la diversión, que podía de vez en cuando desbaratarme con algún trago, pero no más que eso. Y que lo que sucedía a partir de las dos de la mañana ya no era lo mío, entonces me invitaban gentilmente a retirarme, y yo les hacía caso.

Hubo una sola una noche en que no la pasé nada bien en ese lugar. Fue cuando dos compañeras de la universidad quisieron descubrir por qué yo disfrutaba tanto allí y decidieron acompañarme. Y fue un gran problema, porque ese bar era un gran sitio para divertirse, pero en el que, como ya les conté, era imprescindible ser cuidadosa, respetar ciertos límites. Y ellas cometieron el error de dejarse llevar por el buen clima y la euforia y probaron éxtasis. Un desubicado nos metió la pastilla en la boca, yo la escupí de inmediato y les pedí que hicieran lo mismo, pero no me hicieron caso. Las saqué de inmediato del lugar y les recriminé ese comportamiento. A mi pesar tiempo después quisieron volver, y les advertí que si se drogaban no las acompañaría, pues yo no quería saber nada con drogas de ningún tipo. Pero en algún momento de la noche una de ellas fue al baño sola, lo que fue un error porque al baño siempre íbamos acompañadas, y cuando regresó comenzó a comportarse de modo rarísimo. Ante mi pregunta de qué le sucedía ella se hizo la desentendida, pero me terminó confesando que le habían ofrecido popper.

—¿Y lo tomaste? —le pregunté con enojo, y no fue necesario que me respondiera, la delató su gesto entre culposo y extraviado.

Debí contener mi fastidio. ¡Yo se le había advertido! ¡Le había dicho más de una vez que no tome ninguna de esas porquerías! Pero de nada sirvió. Para colmo ella era una chica inexperta a la que cualquier pequeña dosis podría tumbarla. Y así fue, pues al rato se empezó a sentir mal y la piel se le congeló como si estuviese en una heladera.

—… En el baño… —balbuceaba entre temblores con un gesto que parecía provenir de una calavera— unas viejas… me lo dieron unas viejas…

Mis amigos se enojaron con los que estaban en el baño.

—¡La chica es amiga de Luciana! —les reclamaron de inmediato—. ¿Por qué le metieron esa mierda?

Terminamos en la oficina de uno de los dueños del bar, que nos confirmó que mi amiga tenía una sobredosis de popper, y debimos llevarla de urgencia al Hospital del Bosque. Supuse que ese era el sitio adecuado porque así lo murmuraba ella:

—… por favor… llévenme al Bosque…

Apenas llegamos al hospital se la llevaron a ella y comenzaron a hacerme exámenes a mí porque pensaban que yo también estaba drogada. Por suerte yo no había tomado ni siquiera alcohol y me salvé de que llamaran a mis padres. Porque nadie me creía que yo tuviera veintitrés años, aparentaba bastantes menos, todos pensaban que tenía a los sumo dieciocho.

Por fortuna, y tras hacerle varios lavados de estómago, los médicos lograron sacar a mi amiga de peligro. Y una vez que me aseguré que ella estaba bien, me fui. Al salir del hospital el sol me golpeó con fuerza en la cara: eran las once de la mañana, había sido una noche muy, muy larga. De esas que te dejan marca y no quieres volver a repetir.

A partir de allí no volví a llevar amigas a ese bar. Me lo pidieron más de una vez, pero a todas les decía que, si querían ir que vayan con su grupo de amistades, no conmigo. Esos días comprendí que caminar por el borde de un barranco no es para cualquiera, y que jugar en el barro sin mancharse es un juego que no todos saben jugar.

Las cosas no suceden porque sí, todo —lo bueno, lo malo— nos deja una marca que tiene consecuencias en nuestros actos posteriores. Y con el correr del tiempo comencé a aburrirme de aquel estilo de fiesta. Los amigos se volvieron gente, la música se hizo ruido, y la alegría empezó a parecerse demasiado a la confusión. Pese a que respetaba a la gente de allí y también me sabía respetada por ellos, comprendí que ese ya no era mi mundo, que mi tiempo allí había pasado. Alguna vez un viejo escritor acostumbrado a las noches interminables dijo que saber abandonar una fiesta en el momento adecuado es cosa de sabios. Pese a que yo no me hallaba ni cerca de ser una sabia, supe comprender que era hora de dar un paso al costado.

Hoy miro hacia atrás y me pregunto qué hacía yo allí, me pregunto qué buscaba aquella Luciana de veintitrés años en ese sitio al que regresaba tan a menudo. Y la respuesta me llega con una velocidad que me sorprende: lo que Luciana buscaba en medio de ese tumulto era no pensar en Mauricio, dejar atrás no solo sus golpes, sino también el abismo de humillación y decepción al que él la había arrastrado.

Así fue como, muy de a poco y sin darme cuenta —así como nos suceden tantas cosas, a veces las más importantes— me fui alejando de ese estilo de fiesta a cambio de una algo más calmada.

A Sebastián obviamente no le agradaba ninguno de los bares favoritos que acostumbraba visitar. De todos modos, su deseo por estar a mi lado, lo hacía llegar al extremo de llevarme a esos lugares en auto para después pasar a recogerme bien tarde.

—¿Por qué mejor no se reúnen en la casa de alguna de tus amigas? —proponía él, que se sentía más cómodo en lugares sin tanta gente y con música a menor volumen.

Y yo le respondía que no, que no era eso lo que yo quería hacer, y seguía adelante con mi vida.

Sebastián era el amigo perfecto, me acompañaba sin invadirme y me quería sin molestarme, en fin: estaba sin estar. Y, por lo tanto, inevitablemente, comencé a acercarme más y más a él. Nuestro acercamiento fue tan paulatino que, aunque parezca mentira, no recuerdo nuestro primer beso, ni siquiera recuerdo cuándo y dónde fue la primera vez que me acosté con él. Todo se deslizó de un modo tan lento que las cosas sucedieron sin que yo lo note. Incluso llegó a resultarme raro tener sexo con Sebastián, porque él no tenía ninguna de las características que a mí me atraen de un amante. Y al poco tiempo sucedió lo inevitable: él comenzó a referirse a mí como "mi novia Luciana", y yo no podía creer aquello. ¿Novia? ¿Yo tu novia? No, no podía ser posible. Es cierto que Sebastián estaba siempre a mi lado, y que era compañero, tierno, detallista y dulce, pero… ¿Sebastián mi novio? Sin embargo, terminé por aceptar que sí lo era. Lo acepté sin pasión, como quien se resigna a aquellas costumbres menores que ni nos dañan ni nos mejoran. De todos modos, y más allá de mi aceptación de nuestro noviazgo, mantuve la regla de que, si yo quería irme de fiesta, me iba.

—¿A ti no te gusta lo que yo quiero hacer un viernes a la noche? —le decía—. Pues no hay problema. Tú recorre tu camino que yo recorro el mío, y más adelante nos reencontramos.

Así que yo salía y me dedicaba a disfrutar, bailar y beber con mis amigos sin preocuparme demasiado por él o sus intereses. En suma, yo aceptaba nuestro noviazgo —¿o tal vez deba decir que me resignaba a nuestro noviazgo? — pero exigía libertad a la hora de pasar tiempo con mis amigos. ¿Habría en eso algo de respuesta a lo que me había sucedido con Mauricio? Una sensación de "Ya me jodieron una vez, que no se repita". Es posible. Analizándolo a la distancia puedo comprender dos cosas en relación a ese momento de mi vida. La primera es que Sebastián fue un ángel —un ángel demasiado cargado de grisuras, pero ángel al fin— que llegó para acompañarme en un momento complicado de mi vida. Y la segunda es que yo cometí un gran error: estiré mi vínculo con él más allá de lo razonable. Sebastián debió ser tan solo una compañía pasajera, apenas un puente breve que me ayudara a trasladarme de un terreno fangoso a un valle verde. Sin embargo, manejé mal los tiempos y no supe terminar a tiempo nuestra relación, y ese error tendría consecuencias tanto en mi vida como en la suya. Luciana ya no era una niña, era una mujer, y a partir de cierta edad los errores se pagan. Se pagan siempre, sin excepción, y con intereses.

Sebastián, a pesar de su amor por mí, comenzó a salir con otras mujeres. No sé qué le sucedió que en un momento llegó a salir con tres chicas a la vez. Es cierto que su grupo de universidad estaba formando por tres hombres y veintiocho mujeres, esa no es excusa. Algo le sucedió que no podía dejar de picar por aquí y por allá.

—Cuando llegan los viernes a la noche tú sales con tus amigas —me dijo un día—, por lo tanto, yo tengo derecho a salir con las mías.

Aquella explicación era ridícula por muchas razones, pero principalmente porque yo, a pesar de todas mis salidas con mis amigas, jamás le había sido infiel. Jamás. Y él a mí sí. Cuando descubrí sus desprolijidades… sentí que tenía vía libre para tener las mías. Sabía que mi comportamiento no era el adecuado, pero me sentía traicionada por alguien a quien yo jamás había defraudado. Aunque hay algo que debo conceder: nuestro vínculo siempre fue unilateral, pues yo nunca me enamoré de él, le tenía cariño y agradecimiento por su ternura y compañía, pero jamás lo amé. A mí Sebastián jamás me conmovió, jamás logró llegar a mi fibra más íntima, y así no hay relación amorosa que tenga futuro. El nuestro fue un barco que zarpó del puerto con agujeros en el casco, tarde o temprano estábamos destinados a hundirnos y a fracasar. Los fracasos jamás son elegantes, las derrotas y los finales suelen terminar mal, y nosotros no fuimos la excepción. Entonces comenzamos ese juego ridículo e inútil de ir y volver, de cortar y retomar, de pelear y recomenzar, y con cada giro que dábamos no hacíamos otra cosa más hundirnos más y más.

Por ese tiempo sucedió algo que ahondó todavía más la debacle de nuestra ya magullada pareja. Sebastián me invitó a pasar unos días juntos a Cartagena. Y, aunque parezca insólito, mis padres no me autorizaron a viajar: les parecía incorrecto que su hija ¡de veintiséis años! viaje con su novio a Cartagena. Hoy me dan ganas de reír de solo recordarlo, pero así fue. La cuestión fue que, ante mi imposibilidad de acompañarlo, Sebastián hizo ese viaje con una amiga suya, una bronceada al extremo de tetas operadas, más próxima a la caricatura de una mujer, que a una mujer real. Yo no solo los vi, sino que también los fotografié. ¿Cómo logré hacer eso? Porque gracias a un Congreso de investigación que se celebraba en Cartagena, encontré la excusa para poder viajar por mi cuenta sin que mis padres me lo pudieran impedir. Cuando le reclamé a Sebastián por esa mujer de tetas como cabezas de enanos, él se disculpó diciéndome que estaba embobado con ella, y de inmediato comenzó a reclamarme mis infidelidades; todas y cada una de ellas.

¿En qué nos habíamos convertido? Es cierto que yo jamás lo había amado con el alma, al comienzo éramos buenos compañeros, él era un hombre dulce que vivía tan solo para complacerme y verme mejor. ¿Cómo fue que nos degradamos tanto? Aquella relación me enseñó que no debemos apostarlo todo a un vaso medio lleno. Si nos jugamos por entero debe ser por alguien que nos apasione, que nos quite el sueño y el aliento. Darlo todo por un amor a medias es como adquirir una deuda que, inevitablemente, en algún momento deberemos pagar con sudor y lágrimas.

Y como si mi vínculo con Sebastián ya no tuviese suficientes idas y venidas, por esos días me reencontré casualmente con Federico, mi primer novio en serio, el poeta, mi querido "soñador de las letras". Reencontrarse con un viejo amor puede llegar tan arrebatador como complejo. ¿A quién esperamos volver a tener delante? ¿A un calco de aquel amor que supo ser? ¿O a uno diferente, más maduro? Y el otro, ¿qué espera de nosotras? La respuesta no es sencilla. Lo innegable es que con Federico nos habíamos querido de verdad, nos conocimos siendo demasiado pequeños, ambos aún teníamos un trecho por recorrer. Y si algo comprendí con los años es que no basta con encontrar a la persona adecuada, también debemos tener la fortuna de encontrar a esa persona en el momento adecuado. Y nuestro reencuentro nos permitió ponernos al día con ciertas cuestiones que nos habían quedado pendientes.

—Oiga, Luciana —me dijo un Federico ya hombre, al que yo le buscaba rastros del adolescente que tanto quise—. Nosotros supimos amarnos tanto, y ahora la vida nos vuelve a poner frente a frente. Aprovechémoslo.

Y así lo hicimos. Ya no como unos quinceañeros sino como mujer y hombre. Una noche incluso pareció que hubiésemos decidido hacer girar las agujas del reloj para atrás, porque nos la pasamos con amigos cantando y tocando con la guitarra aquellas viejas canciones de Silvio que tanto adorábamos.

Pudo haber sido el recomienzo de nuestra historia de una década atrás y todo quedó allí. Pese a los buenos recuerdos poco quedaba en Luciana y en Federico de aquellos niños que fumaban té a escondidas de sus padres, andaban en bicicleta y disfrutaban de un delicioso helado. Nos habíamos vueltos dos adultos a los que solo los unía un afecto teñido por un puñado de recuerdos dulces e inocentes. Y a los buenos recuerdos a veces es mejor dejarlos allí donde están, como a esas joyas que se conservan dentro de un estuche y en un cajón para evitar que sean manoseadas.

El reencuentro con Federico quedó atrás y ante mí solo seguía estando mi corazón con Mauricio y un sentimiento de cariño y compañía por Sebastián. Era obvio que nuestra relación estaba acabada, solo hacía falta que uno de los dos se decida a ponerle fin al vínculo.

Y esa fui yo.

Él lo aceptó.

Nos despedimos en aquel lugar con el rayo de luz a través de la ventana. Cerramos las persianas para que el destello no fuera un delator. Nos dijimos adiós con la piel. Hay adioses que no se van, que se prologan y que nos persiguen como una condena, como un error, hasta que entendemos el porqué.

Nos quedamos el uno en el otro, nos besamos con un dejo de melancolía, y decidimos tomar, al fin, rumbos separados.

Espera azul

"En cierto sentido, el misterio de la reencarnación
se repite en cada mujer.
Todo niño que nace es un dios que se hace hombre".
Simone de Beauvoir

"En cada vuelo, en cada vida, en cada sueño,
perdurará siempre la huella del camino enseñado"
Madre Teresa de Calcuta

Era todo extraño, difuso, hasta mis movimientos parecían aletargados, como si de pronto no me hallase rodeada de aire sino de un líquido espeso. Debía ser un sueño, aunque parecía real, muy real. En ese supuesto sueño podía verme a mí misma apilando unos papeles rectangulares y de colores, cada uno contaba con un pequeño número a un costado. ¿Qué era aquello? Me esforcé por aguzar la vista. Eran rifas. Sí, rifas. Las había armado yo misma para recolectar dinero pues la situación económica de mis padres no era buena, y muy pronto un niño llegaría a nuestra familia. Un niño, el más bello de los niños. Y deberíamos comprarle leche, pañales, juguetes… Entonces a cada persona que entraba a nuestra casa —familiar o amigo, lo mismo daba— yo le vendía un tiquete para la rifa, y así recolectaba algunos pesos que muy pronto nos serían de gran ayuda. Pero… ¿quién era ese niño por llegar? Me esforcé por encontrarle una respuesta a esa pregunta, el sueño se alejaba, se me diluía hasta perderse suave en la bruma. Lo último que alcancé a reconocer fueron mis manos recorriendo mis pechos y deslizándose hacia abajo, mis manos sujetando y acariciando mi panza como si ella fuese un tesoro. Un tesoro que debe ser defendido de monstruos que yo sé que muy pronto la acecharán, de figuras de espanto que pronto vendrán por nosotros.

Debo estar alerta.

Debo estar lista para defender a ese niño.

No, no debo preocuparme. Todo es un sueño, apenas un sueño denso y extraño del que pronto despertaré.

Aunque… No, tal vez no sea ningún sueño. Tal vez sea una premonición, una advertencia de lo que vendrá.

Debo estar lista.
Pronto vendrán monstruos a acechar mi mayor tesoro.
Y deberé batallar con ellos.
Deberé batallar con ellos en una lucha en la que arriesgaré mi vida.

Una vez que terminé con Sebastián yo no quería salir con nadie, nada en la vida me seducía menos que la posibilidad de volver a estar en pareja. Tanto mi cuerpo como mi alma precisaban distancia y paz, pero no siempre somos completos dueños de nuestras decisiones. Podemos virar el bote de nuestra vida hacia un lado o hacia el otro, pero poco podemos hacer ante un vendaval. En medio de la tormenta ya no somos dueños de nuestro destino y nos conformamos apenas con poder mantener nuestra existencia a flote. Pero no todas las tormentas son dañinas. Algunas llegan para despertarnos, para librarnos de la modorra y la rutina, para hacernos sentir plenas y vivas. Esa tormenta llegó a mi vida y tuvo un nombre: Mateo, y sus vientos se llevaron en cuestión de segundos mi deseo de calma y soledad.

Me lo presentó una amiga y quedé enganchada de solo verlo. Lo primero que me ocurrió decir de él es que era la perfecta oposición de Sebastián: simpático, lleno de energía, encantador, le gustaba rumbear en todos los sitios que yo adoraba…

A los tres meses de comenzada nuestra relación ya teníamos decidido irnos a vivir juntos a Estados Unidos, en donde él trabajaría y yo haría mi Maestría, pues para enorme felicidad de mis padres, ya me había graduado en la Universidad. Y fue justamente un día antes de nuestra cita para la entrevista para obtener la Visa cuando recibí la primera señal, el primer indicio de que mi mundo pronto cambiaría. Mejor dicho: que mi mundo acababa de cambiar, y para siempre.

Acabába de cenar con Mateo en casa de una amiga y mientras volvíamos en auto de regreso a casa sentí hambre, mucha hambre.

—¿Hambre? —me preguntó Mateo con incredulidad—. ¿Cómo es posible? Acabamos de cenar, Luciana.

Yo me sentía famélica, así que aproveché que nos detuvimos para cargar gasolina para comerme como una enloquecida un perro caliente, lo tragué como si la vida se me fuese en ello. Es gracioso el modo en que a veces se nos ríe en la cara, porque Mateo me dijo:

—¡Amor! ¡Pareces embarazada!

La mañana siguiente, cuando teníamos cita para la visa, desperté con un cólico y con urgentes ganas de orinar, pero cuando iba al baño, no hacía nada. Dios mío, ¿qué me sucede?, me preguntaba una y otra vez. Intenté calmarme diciéndome a mí misma que de seguro me hallaba ansiosa por el trámite de la Visa, pero cuando regresé al baño sufrí una fuerte hemorragia que me obligó a llamar a los gritos a mi madre.

—¡Vamos ya mismo a la clínica! —me dijo ella, sin embargo, yo insistía con que no podía perder el turno de mi trámite.

Ese mismo día mi hermana, que casualmente estaba embarazada de tres meses, tenía cita en una clínica por un control de rutina, así que me sugirió que la acompañara.

—Venga conmigo —me dijo—. Es más, si quiere yo le cedo mi turno, que lo suyo es urgente.

Por lo tanto, decidí llamar a Mateo para avisarle lo que me

sucedía, y que iría junto a mi hermana a urgencias. Él se ofreció a acompañarme, pero le dije que mejor se dedicara a llevar adelante su trámite, que apenas pudiera yo haría el mío.

Llegué a la clínica bañada en sangre, ni las dos toallas que mi madre me había dado antes de partir lograban contener la hemorragia. Al ver mi estado una asistente me hizo pasar de inmediato para que me atendiera una doctora que me preguntó si yo planificaba y tomaba pastillas.

—Claro que sí —le respondí.

—¿Tiene algún retraso?

—No —dije, y comencé a relatarle mis síntomas de los últimos días.

—Intuyo que sufres una endometriosis aguda —dijo con gesto preocupado—. Pero debo confirmarlo ya mismo, porque de ser así debo operarte con urgencia.

Mientras esperaba a que me hicieran una serie de estudios, aproveché que me sentía un tanto mejor para salir a fumarme un cigarrillo.

—Apague esa porquería —me señaló mi hermana—, que aquí las cosas no están bien.

Lo apagué de inmediato y justo me llamaron para avisarme que me iban a atender. Entré a una sala, me cambié, me acosté y el médico comenzó a untarme la panza con un gel para hacerme una ecografía. Y mientras el médico conversaba cuestiones de rutina con la enfermera dirigí mi mirada al monitor, y... vi un bebé. Un bebé perfectamente formado.

—¿Usted viene por un control de embarazo? —me preguntó el médico con aire relajado.

Debí hacer un esfuerzo para poder responder, temí que las palabras se me atascaran en la garganta.

—No —balbuceé con mis ojos clavados en el monitor—. Ve-vengo por una endo-mentr...

Entonces él alzó las cejas, dejó de lado su aire distendido, señaló la pantalla y me dijo:

—Mira. Lo que estás viendo es tu bebé. Tienes tres meses de embarazo.

No supe ni qué decir ni qué hacer. Y el médico que me decía que no debía temer, que cosas así suceden todos los días, que lo mío era un típico caso de embarazo adelantado. Yo solo recuerdo que me levanté anonadada, murmuré alguna incoherencia y después le pedí que me respetara, que tuviera ética, que no dijera incoherencias. ¿Yo embarazada de tres meses? ¿A quién podía ocurrírsele semejante insensatez? Aquello no podía ser posible, si ni siquiera había tenido un retraso. El médico me rogó que volviera a acostarme, que me calmara, y me explicó que si yo no había presentado retrasos era porque tenía ovulación doble, y que mi hemorragia se debía a la posible pérdida de otro embrión.

—¿Usted me quiere decir que estoy embarazada de mellizos? —pregunté exaltada, como si él fuese el culpable de todos mis males.

—Es posible. Tal vez el hueco negro que usted ve aquí en el monitor sea producto de la hemorragia.

No supe cómo reaccionar, no estaba preparada para todo aquello, la situación me superaba por completo. El médico pareció darse cuenta de mi estado porque me preguntó si alguien me acompañaba.

—Sí —respondí llorando—. Vengo con mi hermana.

—Bien. Entonces regrese con ella y aguárdeme unos minutos afuera, por favor.

No sé cómo logré ponerme de pie. Una vez en el pasillo me acerqué a mi hermana.

—Dígame —le dije—. Usted tiene tres meses de embarazo, ¿no es así?

—Sí.

—Pues debo decirle algo.

Ella, intrigada, me alentó a seguir hablando. Entonces dije:

—Yo también.

Es increíble como dos palabras pueden lograr que un destino vire de Este a Oeste.
"Yo también".

Tan solo eso.

Y apenas terminé de decirlo nuestras vidas fueron otras.

"Yo también", dije, y así, de un segundo al otro, nos pusimos a llorar las dos abrazadas.

Sí, las dos embarazadas. Ella con una incipiente barriga y yo flaca como siempre, pero las dos con tres meses de embarazo.

Poco después nos llamaron para regresar a la sala, a la que entré junto a mi hermana. La cara del médico era otra, una sombra le oscurecía la mirada y los gestos.

—El examen…

Hizo una pausa y se estrujó el mentón con la punta de los dedos. Alisó un pliegue inexistente de la manga de su camisa. Comprendí de inmediato que lo que él tenía para comunicarme no era bueno. Nada bueno. Y que buscaba las palabras adecuadas para decírmelo del modo más amable posible.

—Lo que nos indica el examen es que hay evidencias de que su hijo tiene Síndrome de Down.

Mi existencia se detuvo.

Hay un engrosamiento en la nuca —siguió diciendo mientras mi hermana me sujetaba la mano—, y eso es evidencia de Síndrome de Down. Tenemos otra cuestión: el niño está agarrado de ti por un punto, está sostenido por apenas un filamento, está por desprenderse.

Entonces se me vinieron encima mis últimos tres meses de fiesta, trago, cigarrillo y pastillas anticonceptivas. Dios mío, ¿qué le había provocado yo a ese niño? ¿A qué clase de tortura lo había sometido? El médico que seguía hablando:

—Si no quieres perder a tu bebé debes acostarte ahora mismo y hacer un tratamiento profundo. Por lo pronto te haremos una amniocentesis.

—¿Qué es eso? —pregunté con un hilo de voz.

—Una prueba para confirmar si tu niño tiene Síndrome de Down.

Apenas quedé un rato a solas me puse a revisar las fechas. Porque el padre del niño debía ser Mateo, aunque yo llevaba tres meses de embarazo, y tres meses atrás yo aún no tenía sexo con él. El padre tan solo podía ser... sí, Sebastián. Y de inmediato recordé nuestra despedida. Sentí un mareo, debí sentarme para evitar caer. Mi mente se había vuelto un torbellino de reproches, recuerdos y voces que hablaban una encima de la otra. Apenas dos semanas atrás Sebastián me había llamado por teléfono. Me pidió que por favor nos viéramos, que yo era el amor de su vida y que se sentía incapaz de vivir sin mí.

—No me jodas y olvídate de mí —le dije—. Tú eres parte del pasado, y yo estoy enamorada de otra persona.

Otra vez la vida riéndoseme a carcajadas delante de mi cara. El hombre que yo pretendía enterrar en el pasado era nada menos que el padre de mi hijo.

Lo llamé.

—¿Y ahora qué quiere? —me reclamó con un tono que me indicó que seguía molesto por nuestra última conversación—. Usted me manda a la mierda y después me llama.

No supe cómo iniciar la conversación, no me sentía capaz ni de balbucear media sílaba. Me esforcé por sonar medianamente firme:

—Es que necesito hablar contigo.

—Yo en cambio creo que tú y yo no tenemos nada de qué hablar.

—Tengo tres meses de embarazo.

Mi vida se había vuelto una película. Por lo visto mi papel era el de una actriz dramática que debía atravesar todos los tormentos imaginables.

Y ante su silencio, repetí:

—Escuchaste bien, Sebastián. Tengo tres meses de embarazo.

Entonces él me reclamó que yo no le haya dicho nada, me acusó de ocultarle el embarazo, me acusó de engañarlo y quién sabe cuántas cosas más. Yo no pude seguir adelante con aquella conversación, en ese instante ni siquiera me creía capaz de poder seguir adelante con mi propia vida. Me rescató la enfermera que, pendiente de mi estado, tomó el teléfono y le explicó a Sebastián que mi desconocimiento del embarazo se explicaba con que yo tenía ovulación doble, que lo que me había sucedido era infrecuente pero que en casos excepcionales podía ser probable. Cuando volví a hablar con él su tono ya era otro. Quiso venir por mí, pero quedamos en vernos por la tarde.

No era él con quién yo precisaba encontrarme, lo que a mí me hacía falta era una cita urgente con otra persona: con mi guía espiritual. Solo ella podía brindarme algo de contención en aquel momento. Así que la llamé y le pedí una cita urgente.

—Sí, ya sé —me dijo como si estuviera al tanto de mi situación—. Vente para acá.

Tras pedirle permiso al médico tomé un taxi con mi hermana y fuimos a verla. Ella me tranquilizó, armonizó y energizó. Y me dijo que el camino que yo debía emprender era el de asumir la situación, que algo superior a mí me había tendido un camino, que mi misión era recorrerlo con hidalguía y entereza, que de no hacerlo perdería el bebé que de veras estaba agarrado de mí, por el cabello de un ángel.

Me hallaba en un momento demasiado confuso de mi vida como para decir que había recuperado la esperanza, pero aquella figura del camino tendido ante mí me centró, me ayudó a recuperar una idea de hacia dónde debía dirigirme. Mientras regresaba con mi hermana a casa, supe que asumiría mi responsabilidad, yo tendría a mi bebé.

Entonces me volvieron a la mente las veces que acompañé a amigas mías en sus procesos de aborto. Fueron cuatro. Sí, cuatro. Las cuatro veces fue una experiencia dura, mortificante. Mi postura había sido estar al lado de mis amigas, protegerlas dentro de mis posibilidades, pero siempre haciéndoles saber que yo estaba a favor de la vida, a favor del niño por nacer. ¿Qué culpa tienen ellos de nuestras debilidades y miserias? Logré que una no aborte, pero el resto sí lo hizo. Y yo no quería eso para mí, yo no mataría a mi bebé, por más débil y dubitativa que me encontrase, yo pelearía por esa pequeña vida hasta el límite de mis posibilidades.

Cuando llegamos a casa no había nadie. Me tranquilizó tener un tiempo antes de la llegada de mis padres pues debía encontrar el modo de decírselos. Hablar del tema con mi madre no sería fácil, pero... ¿cómo se lo explicaría a mi padre? Se me hacía un nudo en el estómago de solo pensarlo.

Quien llegó de inmediato fue Sebastián, y opté por ser directa:

—Miré —le dije extendiéndole la ecografía—, acá está su hijo.

Temí algún tipo de reclamo, pero para mi sorpresa se comportó con cierta dulzura, e incluso me habló de casarnos. Nada quedaba del Sebastián ofuscado que me había maltratado al teléfono al recibir la noticia. Su reacción me alegró, aunque no logró conmoverme, y respondí con una dureza de la que yo misma me sorprendí.

—¿Casarnos? De ninguna manera. Un hijo no es un matrimonio. Y quiero que sepa algo: si usted quiere reconocer al bebé y acompañarme, muy bien, pero de no ser así no se preocupe, que yo esto lo puedo asumir sola.

Continué siendo aún más dura, aún más de lo que tal vez debí haber sido:

—Y si usted cree el padre del bebé es del lechero de la esquina me importa un culo.

Pero a pesar de toda mi postura rígida logramos ponernos de acuerdo y llegamos a la conclusión de que no era tiempo de agresiones.

Lo que teníamos por delante era el mayor desafío de nuestras vidas, debíamos apoyarnos en el sentido más amplio de la palabra, después de todo los protagonistas de esa historia éramos apenas tres: el niño, él y yo. Y al fin terminamos los dos llorando abrazados, prometiéndonos acompañarnos el uno al otro.

—Cuenta conmigo, Luciana —me dijo—. Tan solo te pido un favor.

—Dime.

—Hoy no estoy en condiciones de hablar con tus padres. Dame algo de tiempo para eso.

Le dije que no se preocupara, que yo me encargaría de eso, yo asumiría toda la responsabilidad ante mi papá y mamá. Y entonces él se fue y con mi hermana comenzamos a preparar el modo en que les daríamos la noticia. Y en eso estábamos cuando sentimos el sonido de llaves en la cerradura. Llegaba mi madre en compañía de mi tía. Era extraño que lleguen las dos juntas y a esa hora, pero la cuestión es que allí estaban, como si el destino se empeñase en que yo no pierda el tiempo a la hora de anunciar el terremoto. A mi madre le bastó un golpe de vista para comprender que me sucedía algo nada menor. Ante su pregunta de qué me ocurría opté por no dilatar la situación y fui directa y concisa:

—Mamá…

Ella se adelantó un paso hasta quedar delante de mí. Respiré profundo, y dije:

—Tengo tres meses de embarazo.

Los párpados se le alzaron hasta casi tocar las cejas, la mandíbula pareció derrumbársele, y los pómulos parecieron marcársele por debajo de la piel. Sin embargo, se repuso con rapidez y de inmediato me dio un largo abrazo. Después, tomándome firme de los hombros, me dijo emocionada:

—No sé por qué tomaste la decisión de ser mamá antes de tiempo, hija. No sé por qué lo hiciste, pero quiero que sepas que te apoyaré.

No te preocupes porque yo te apoyaré en todo lo que te haga falta.

Pero tanto mi madre, como mi hermana, como yo, sabíamos que aún faltaba el paso más complicado: mi padre. Hablar del tema con mi padre no sería nada sencillo. Al tembladeral que provocaría en él la noticia se sumaban no solo sus problemas económicos, sino también algunos recientes problemas de salud.

Pasamos las siguientes horas conversando con mi madre y hermana. Nos preguntamos cómo se desenvolverían las cosas, analizamos el mejor modo de conversar con mi padre, rogamos porque los estudios no confirmen la enfermedad del niño…

Hasta que finalmente llegó el momento. Mi padre entró a casa y ante su presencia todas nos quedamos mudas. Él, sorprendido ante nuestra actitud expectante, nos preguntó qué nos sucedía. Yo fui incapaz de hablar, así que fue mi madre quien tomó la palabra:

—¿Qué sucede, quieres saber? Algo muy bonito. Algo muy bonito e importante.

—¿Y qué es tan importante? —preguntó él con los brazos en jarra mientras mi madre lo invitaba a sentarse, tal vez temerosa de su reacción ante la noticia.

—¡Vamos! —dijo él—. ¡Cuenten qué es lo bueno que sucedió!

Tanto mi madre como mi hermana me observaron. No me quedaban sitios adónde escapar. Era mi turno, mi hora de tomar la palabra. Entonces tomé coraje y…

—Zendo tzes mzses.

Mi padre no alcanzó a comprenderme, y me pidió que me expresara con mayor claridad. Entonces, tras morderme con fuerza el labio inferior, volví a repetir:

—Qu tengo tzes mzsss.

—¿Qué te sucede, hija? ¡No te entiendo!

Volví a respirar hondo y, como si de un segundo al otro me hubiese liberado de una decena de piedras que me ocupaban la boca, casi que grité:

—¡Tres meses de embarazo!
Silencio.

Silencio y quietud.

Fue como si las agujas hubiesen interrumpido su girar y el tiempo se hubiese cristalizado. Hasta que de pronto papá bajó la cabeza en un gesto de derrota, y una lágrima se derramó sobre su mejilla. Y hasta ahí recuerdo, pues me desmayé.

Cuando reabrí los ojos estaba acostada en mi cama. Lo primero que distinguí es el contorno del rostro de mi padre, sentado junto a mí, acariciándome el cabello. Intenté pedirle perdón, disculparme por haberlo decepcionado, él me abrazó, y dijo:

—No has hecho las cosas como yo las esperaba, hija.

Me esforcé por hablar, por pedirle perdón, pero él me pidió que no hablara, y siguió diciendo:

—Repito que las cosas no sucedieron tal como yo las deseaba e imaginaba. De todos modos, quiero que sepas que te apoyaré. Ni tú ni tu niño estarán solos y jamás le faltará nuestro amor.

Aquel momento fue duro, muy duro. En algún punto incluso creo que si mi padre me hubiese echado a patadas de casa tal vez hubiese sufrido menos. Porque yo lo había defraudado, y aun así él no me soltaba la mano y me lo daba todo. Y entonces lo abracé fuerte, muy fuerte. Pero sabiéndome débil, culpable, pues una parte de mí me decía que yo no merecía ni su amor ni su apoyo.

En tanto Mateo, desesperado por saber qué sucedía, llamaba a mi casa cada diez minutos. Decidí no atenderlo. No por una cuestión de destrato sino porque me sentía incapaz de hacerlo, me hallaba física y mentalmente agotada. Y aquel encuentro tampoco sería sencillo pues Mateo me amaba, me amaba tanto como yo a él. ¿Cómo reaccionaría ante la novedad de que su pareja estaba embarazada de otro? Así que me limité a pedirle a mi madre que le diga que me encontraba enferma, que venga a verme al día siguiente cuando salga de trabajar. Y pese a que él insistió con venir, yo me puse firme y le dije a mi madre que le diga que no venga a verme hasta el día siguiente. Y después me encerré en mi dormitorio y lloré. Lloré hasta quedar vacía de lágrimas, lloré, así como lo hacía de pequeña, aferrada con fuerza a los bordes de las sábanas y con la sien bien pegada contra la almohada. Lloré hasta el límite de mis posibilidades, hasta quedar vacía de lágrimas, hasta al fin, caer dormida.

Pero por más que lloremos y penemos siempre habrá un mañana. Y el mañana llegó y a primera hora mi hermana me acompañó a mi cita al Hospital.

—Lo que yo debería hacerte es un examen llamado X —me dijo el médico de alto riesgo—, aunque no puedo hacerlo porque pondría en serio riesgo la vida de tu bebé.

Me confirmó que sí había una evidencia de Síndrome de Down, pero que aún no podía confirmarlo hasta recibir los resultados de los estudios.

Me supe vapuleada y confundida. Se me hacía difícil, por no decir imposible, analizar mi situación con claridad. Así que solo atiné a decirle que, pese a que mis creencias estaban a favor de la vida, no me hallaba en condiciones de tener a un niño con Síndrome de Down, y que si después de ese estudio se confirmaba aquella patología yo interrumpiría el embarazo. Alcé el cuello, lo miré fijo, y le dije:

—Dígame, ¿usted se encargaría del aborto?

—No. Pero te podría recomendar a un médico de confianza que realiza interrupciones de embarazo por malformaciones genéticas.

Por fortuna a los pocos días dejé de tener sangrados, por lo tanto, pudieron hacerme la amniocentesis. La mala noticia es que los resultados llegarían recién en tres meses.

Al otro día por la noche, cuando llegó Mateo, me encontró acostada en reposo absoluto. Aquel momento no fue sencillo, mis días se habían reducido a resistir uno a uno los embates que me llegaban como bombas del cielo. Vivimos para construir, no para destruir. Soñamos con tener la posibilidad de amar, de querer al otro, de ayudarlo a ser mejor. Nadie nos enseña cómo explicarle a un amor que él ya no tiene nada que hacer a nuestro lado, que la mejor decisión que puede tomar es armar las valijas y alejarse para siempre de nuestro lado.

A Mateo le llevó muy poco tiempo darse cuenta de que las cosas no iban bien, claro que nada podía anticiparle la noticia que estaba a punto de recibir.

—¿Qué es lo que está pasando, mi amor? —me preguntó tras acostarse al borde de mi cama.

Anteriormente les dije que aquel pasaje de mi vida pareció extraído de una película. De ser eso cierto les aseguro que hubiese querido poder adelantar esa escena. Yo no estaba capacitada para actuar ese papel. No había nada por actuar, lo que me sucedía era tan cierto como el amor nos unía. Y mi obligación era destrozar ese amor, destrozarle el corazón al hombre que tanto me adoraba.

—Por favor, dime qué es lo que está pasando —insistió.

Entonces lo dije. No dilaté más la situación y tan solo lo dije con la más absoluta de las penas:

—Tengo tres meses de embarazo, Mateo. Te ruego me disculpes, no lo sabía.

Él clavó su mirada en un punto indefinido. Supe bien lo que hacía: cuentas. Mateo contaba el breve tiempo que compartía su vida conmigo. Le llevó segundos comprender que el niño no era suyo, en apenas un suspiro supo que sus planes junto a su adorada Luciana se derramaban en el mayor de los vacíos, como si de un dique quebrado se tratase. Se levantó, llevó sus manos a la frente y las deslizó de un largo movimiento por la cabeza hasta alcanzar la nuca, y después cerró los puños y comenzó a golpear la pared.

—¡Hijo de puta! ¡Yo te amo! ¡Yo quería estar contigo! ¡Yo quería casarme contigo!

Me asusté ante su reacción violenta. Me asusté tanto que, de modo instintivo, llevé una mano a mi panza. Pero a su vez me enternecí. Ese hombre me amaba, me amaba de verdad, y yo acababa de destrozarle el corazón.

—Yo también, Mateo —alcancé a murmurar en un tono de culposa disculpa—. Yo también quería est...

Mis palabras se perdieron en medio de su furia.

Me dolió aquello.

Me dolió tanto.

Durante los últimos dos meses yo le había dado forma a mi futuro en compañía de Mateo, me sentía muy bien, nos entendíamos y disfrutábamos todos los instantes. Y todo se había derrumbado. Intenté ser fuerte para imponerme a su enojo y decepción y le expliqué que a partir de ese momento mi prioridad sería mi hijo, y que comprendía perfectamente que él ya no pueda o quiera estar conmigo.

—Discúlpame, Luciana —me dijo cargado de pena y dolor—. Yo no puedo estar acá.

Y se marchó.

Sé por amigos en común que se emborrachó y lloró toda la noche. Algo en él había muerto. Y no pude evitar sentir que, en parte, toda esa decepción era mi responsabilidad. Pero, más allá de mis culpas y reproches, yo sabía que debía priorizar la salud de mi hijo. Por más que el mundo se cayera a pedazos a mí alrededor, yo debía mantener una cuota de paz mental que me permitiese cobijarlo y alimentar a mi pequeño, ayudar a que ese ínfimo cabello de ángel que lo amarraba a mí no se quebrase.

Mateo regresó a mi casa tras un par de días, y no pudimos hacer otra cosa más que llorar abrazados. Volvió algunas veces más, y lo mismo: llorar, disculparnos, lamentarlos, intentar comprender el extraño y turbulento mar que el destino nos obligaba a navegar.

Hasta que semanas después me comunicó que se marchaba a los Estados Unidos.

Mateo se fue.

Más allá de la enorme tristeza que me provocó su partida, me pareció sano que tomara distancia. Su deber era buscar su destino, su norte ya no era el mío.

Su partida no logró alejarlo de mi vida. Tanto es así que en más de un sentido debo decir que mi hijo también vive por Mateo, pues pese a la distancia física que nos separaba no hubo día en que no se comunicara conmigo. Él me llamó absolutamente todos los días de mi embarazo, de un modo u otro Mateo siempre me brindó sostén, aliento y compañía.

—¡Ánimo, Luciana! ¿Cómo sigues? ¡No te dejes caer que todo saldrá bien! Lucha por tu bebé que todo estará bien…

Los médicos me advertían cada vez que podían de lo delicado de mi estado, me bastaba con salir una mañana a correr para perder al niño. Y así por semanas y meses. Y a todo ello se sumaba la angustia de no saber si el niño padecería Síndrome de Down. Fueron demasiados los momentos en los que me sentí recorriendo de rodillas un callejón oscuro, palpando las paredes a ciegas, sin saber ni de dónde venía ni hacia dónde iba. Mateo, a su modo, me alumbró con una vela y me guio.

—Dime —me decía—. ¿Cómo está tu panza? ¿Cómo se porta el papá?

E incluso llegó a tener un gesto que aún hoy, al escribir estas líneas, me conmueve: una noche me dijo que, de ser necesario, él se haría responsable del bebé.

—Quiero que sepas que, si el padre no se hace cargo de su responsabilidad, tanto tú como el niño pueden contar conmigo en todos los sentidos posibles.

Gracias, Mateo.

Gracias.

Te lo dije tantas veces personalmente, y también te lo repito ahora: gracias por tu hombría, por tu dulzura, por tu deseo de hacerme sentir acompañada en la mayor de mis soledades. Mateo querido… ¿sabes tú que, tantas noches, mientras Sebastián salía de juerga con su novia, yo no tenía más sostén que tu voz al otro lado del teléfono? Fueron tantas las ocasiones en las que me aferré a ella como un náufrago a una última tabla en alta mar…

En ese momento yo no debía flaquear, debía mostrarme firme ante los demás, pero sobre todo ante mí misma y ante mi hijo. Pese a que pasaba la mayor parte del día echada en reposo en una cama yo me obligaba a sentirme Súper Luciana. Así que le dije a Mateo que no se preocupara, que el niño ya tenía un padre, que tal vez él y yo tendríamos la posibilidad de retomar nuestro vínculo en algún futuro, pero que el niño tenía un papá.

Las semanas transcurrieran lentas y duras, pero sin mayores problemas, y aquello era un logro por la sencilla razón de que cada día que mi niño no se desprendía de mí era una victoria. Finalmente llegué a los esperados cinco meses de embarazo, los que les permitían a los médicos obtener el resultado de los exámenes. La vida me arrinconó en infinidad de ocasiones, pero jamás me supe tan al borde del precipicio como cuando asistí —en compañía de Sebastián— a mi cita con el médico para que me comunicaran los resultados.

¿Mi hijo sería "normal"? ¿O padecería algún retraso? De ser así, ¿cómo haría para llevar adelante mi decisión? ¿Cómo haría para atravesar un aborto, práctica que no comparto y que sabía perfectamente que me hundiría en una culpa infinita? Y a todo ese océano de temores y culpas se agregaba que el riesgo de interrumpir un embarazo así de avanzado tenía incontables riesgos extras.

El médico tomó el sobre con el resultado del estudio recién llegado del laboratorio. No me sentí capaz de contener la ansiedad, hubiese jurado que sus manos se deslizaban en cámara lenta. Al fin abrió el sobre, extrajo un papel, y comenzó a leerlo con el ceño fruncido. Los segundos se volvieron horas. Hasta que al fin dobló el papel en dos, volvió a introducirlo en el sobre, elevó sus ojos hacia mí, y dijo:

—La felicito. Es un niño. Es un niño sano.

Yo sabía muy bien lo que era la felicidad, la había disfrutado incontables veces a lo largo de mi niñez y adolescencia, sin embargo, la plenitud de felicidad que sentí en ese instante fue tan única como indescriptible. Fue como si un torrente de dicha, paz y exaltación se hubiese de pronto apoderado de cada rincón de mi cuerpo. Me abracé a Sebastián, lo besé, y hasta le dije que lo amaba, acariciaba mi panza, le agradecía al cielo y al médico…

Bien, el instante en que el médico anunció que mi niño era sano fue uno de esos momentos. Lo fue por infinidad de razones, pero también porque marcó un antes y un después en mi embarazo, porque en más de un sentido considero que fue ese día cuando mi embarazo comenzó. No uno cargado de angustia y temor como el que había padecido hasta allí, sino uno rebosante de esperanza y gozo.

Los momentos más plenos también ocultan sombras. Los días siguientes hubo una cuestión que me perturbaba, que no me permitía vivir en plenitud ese tiempo de felicidad. Saber que yo había estado decidida a interrumpir mi embarazo en caso de recibir de parte de los médicos un resultado desfavorable. No podía librarme de aquel sentimiento de culpa, al punto que un 31 de diciembre sentí la urgencia de hablar del tema con un cura, uno muy chévere que yo conocía de tiempo atrás. Le planteé mis dudas y culpas, y él me aconsejó con palabras tan sencillas como cargadas de sabiduría: yo no debía sentirme culpable de nada, tan solo me comporté como una mujer arrinconada y confundida. Ahora mi deber era cerrar esa etapa y dedicarme de lleno al cuidado del niño que crecía día a día en mi panza.

Así que me prometí no llorar más, dejar las sombras atrás y mirar al sol. Lo peor había quedado atrás, el tiempo de disfrutar había llegado.

Esa noche, tras festejar el último día del año en compañía de mi familia, tomé el teléfono y hablé con Mateo desde la medianoche hasta las cuatro de la mañana. Se puede decir que pasamos el Año Nuevo juntos por teléfono. El primero de enero amanecí nueva. Me sentía mejor, y el hecho de poder movilizarme un poco más me hacía sentir más libre.

Dediqué las siguientes semanas a armar el cuarto de mi pequeño. Compré pinceles, pinturas y maderas, y con ellas armé muebles y los pinté de bellos colores. De algún modo me alegró sentir que volvía a contactarme con aquella Luciana creativa que tanto había gozado en la Academia de Arte. Me gustaba pasar las horas en ese cuarto, respirar su aire, verlo tomar forma. Ese sería nada menos que el lugar en el mundo de mi bebé, su ámbito, el pequeño reino donde descansaría, jugaría y crecería sano y fuerte.

En tanto la situación económica de mis padres viraba a la debacle, era tan difícil que se veían obligados a cerrar todas sus tiendas, ya estaban casi en quiebra total. Es extraño el modo que tiene el destino de dar y quitar, a veces en simultáneo: en el mismo momento en que las cuestiones vinculadas al dinero los ahogaban al máximo, sus dos hijas agrandaban la familia al mismo tiempo y traían nietos al mundo. Ganar y perder, recibir y entregar, ir y venir… y mientras tanto comprender que la vida no se nos va en ello, que no debemos detenernos en la fotografía sino en la película completa, que todo es parte de un proceso del que nosotros solo podemos vislumbrar una apenas una porción.

Me puse a pensar qué podía hacer, yo, para ayudarlos en ese tiempo de dificultad. ¿Cómo podía colaborar con ellos una hija que llevaba adelante un embarazo complicado? Y entonces se me ocurrió una idea: armar rifas. Eso mismo, rifas que me ayuden a recolectar, aunque sea algo de dinero. Compré en una imprenta unos bloques de papel de colores que traían un número incorporado, terminé de darles la forma adecuada y, a cambio de un premio, le ofrecía a cada amiga o familiar que entraba a casa comprar una rifa. Es más: había puesto una copa con un letrero en la entrada de la casa que decía:

PARA MIS PAÑALES

Quien llegara a visitarme estaba efusivamente invitado a hacer una donación. Para mi fortuna casi todos —mis amigas, las amigas de mi mamá, familiares— fueron muy generosos. A veces dejaban monedidas, otras algún buen billete, y otras directamente dejaban pañales, pero en general fueron generosos. Y gracias a aquella idea logré juntar suficiente dinero para comprar la cama-cuna, cosas para el cuarto del bebé, e incontables litros de leche y pañales. La fortuna fue doble: porque la ganadora de la rifa, que obtendría de premio una bicicleta, decidió regalársela al bebé, así que no debí comprarla.

Por esos últimos días del embarazo solíamos salir a caminar con mi hermana. Era tan bonito hacerlo... Las dos barrigonas al máximo, a punto de ser madres, conversando de todo lo que habíamos vivido una junto a la otra, compartiendo codo a codo ese tiempo tan particular que nos tocaba vivir. Al igual que Mateo, Sara mi hermana, también fue importante durante esos meses de dificultad. Desde el primer instante en que me cedió su turno con el médico para resolver mi hemorragia ella estuvo a mi lado apuntalándome y aconsejándome con amor. A veces me pregunto cómo habrá vivido ese año. Pues pese a que yo siempre la amé, a Sara no siempre le fue sencillo crecer junto a una hermana menor carismática como fui yo, una hermanita que siempre se robó las atenciones y miradas de todos. Hoy miro hacia atrás y me pongo a pensar en la vez que, siendo ella pequeña, había tenido la oportunidad de ser al fin la estrella de la familia durante su primera comunión. Pero, mis padres optaron por adelantar mi comunión para así festejarlas juntas, y entonces allí apareció una vez más la Pequeña Luciana para quitarle su posibilidad de protagonismo. Y ahora, tantos años después, en el mismo momento en que ella entraba al su tercer mes de embarazo... se enteró que la Pequeña Luciana también entraba a su tercer mes de embarazo. Y encima un embarazo cargado de complicaciones, lo que hacía que todas las atenciones de la familia recaigan en mí y, una vez más, no en ella. Sara nunca se dejó llevar por las pequeñas miserias que tantas veces nos empañan la vida y optó por ser una compañera generosa. La respetó inmensamente y la amó por ello; y le agradezco su compañía, su decisión de no soltarme la mano durante mis días más duros.

Los días, las semanas y los meses finales transcurrieron con tranquilidad a excepción de un problema: un mes antes del nacimiento, el niño se enrolló con el cordón umbilical y casi se ahorca. Tres vueltas mostraban los exámenes, el riesgo de morir era todo, debía comenzar un seguimiento de los latidos de su corazón cada 20 minutos, como mamá, estar atenta de cada movimiento del bebé, y comunicar si pasaban instantes largos sin sentirlo.

Los miedos, la angustia y las oraciones, en una mezcla tan única y desconcertante aparecía con frecuencia.

Empecé a hablarle a mi hijo Miguel constantemente, le ponía su música suave, y celofanes de colores en mi panza con una linterna. Comencé a darle instrucciones detalladas de cómo debía desenvolverse; que juntos giraríamos lentamente para quitarnos el cordón del cuello y poder respirar. Así fue, en dos semanas aproximadamente, Miguel solo tenía una vuelta. Los monitoreos continuaban diariamente y la planilla de movimientos del bebé religiosamente en la casa.

No dejé ni un instante de hablarle. Necesitaba que girara y que terminara de desenvolverse. Una semana antes del parto, su cordón umbilical estaba desenrollado en su totalidad; el médico no podía creerlo, pues eran tres vueltas, y me confesó que había pensado más de una vez que Miguel no saldría con vida de esta prueba. Nos fuimos acercando al día esperado, ese que daría fin a aquel embarazo que había llegado a mi vida como la mayor de las tragedias y que ahora se deslizaba pleno y feliz, en un remanso de paz. Pronto, ese pequeño ser al que yo amaba como a nada en el mundo, pese a que jamás lo había buscado, llegaría al mundo.

Recordé aquel sueño que me había acechado tiempo atrás, esa pesadilla en la que monstruos y figuras de espanto acechaban a mi mayor tesoro.

Me tomé la panza, y susurré como quien reza:

—Los vencimos, hijo mío. Juntos, tú y yo, los hemos vencido.

Era cierto, ambos habíamos dejado aquellos fantasmas atrás, aunque el destino nos enfrentaría a más batallas.

Con lágrimas en los ojos, y un hilo de voz, le dije a mi pequeño guerrero:

—Ya casi ha llegado el momento, tesoro de mi alma. Es tiempo de vernos las caras.

Grande Miguel

"La marca más importante que voy a dejar en este mundo es mi hijo".
Sarah Shahi

"Tus brazos siempre estuvieron abiertos cuando necesitaba un abrazo. Tu corazón entendía cuando necesitaba un amigo. Tus dulces ojos eran severos cuando necesitaba una lección. Tu fuerza y amor me han guiado y me han dado alas"
María Bleain

Mi pequeño. Mi pequeño tesoro. Al fin puedo verte. Al fin puedo reconocer y recorrer tus primeros gestos, la curvatura de tus labios delicados, tus párpados casi transparentes, esos brazos pequeños como el pulgar de un adulto... Hijo mío, todavía no lo sabes, pero muchos de tus rasgos se asemejan a los de tu padre. También escondes algo de mí que sé bien que con el correr de los días y las semanas saldrá a la luz. Aún no eres del todo mío, no puedo tomarte, acariciarte y abrazarte contra mi pecho cada vez que lo desee. Tu salud no nos lo permite. Debes alimentarte bien, respirar con fuerza, ponerte fuerte. Los dos debemos ser fuertes. Cuidarnos mutuamente hasta que logres reponerte para poder abandonar esta incubadora. Sé que no te agrada estar en este sitio frío y metálico. Sé que extrañas y precisas mi piel tanto como yo extraño y preciso la tuya. Pero te lo aseguro, tesoro mío, te doy mi palabra de que muy pronto saldrás de aquí y regresarás a mis brazos.

—¡Señora!

Miré a mi espalda.

Una enfermera.

—Señora, por favor, ha terminado el tiempo y debe retirarse.

—Un minuto más, por favor.
—Solo uno.

Me incliné ante el cuerpo frágil de mi hijo, y le susurré como quien recita una plegaria:

—Resiste, mi tesoro. Resiste con todas tus fuerzas, que yo te prometo que muy pronto volverás conmigo.

Mi médico me había dicho que por favor no se me ocurriera traer a mi muchachito al mundo el Vienes Santo, ya que él estaría fuera de la ciudad, en su finca. Y, como no podía ser de otra manera, fue por la noche del Viernes Santo cuando yo estaba en casa conversando con cuatro amigas, y... sucedió lo inevitable: comencé con las contracciones.

Llamé al médico de inmediato.

—¡Ve a la clínica! —me ordenó—. Intentaré llegar a tiempo.

Ese "intentaré" no me dio ninguna certeza. Yo quería que él fuese mi médico durante el parto. No solo me había acompañado durante el embarazo y me daba confianza, sino que también había sido el médico del parto de mi hermana, ocurrido apenas ocho días atrás sin ningún problema.

Le hice caso y me fui junto a mis padres y amigas a la clínica. Mientras corrían los minutos, la clínica parecía convertirse en el epicentro de una enorme congregación a la que iban llegando amigos, más amigos, compañeros de la universidad y familiares.

—Oye, Luciana —me dijo una de mis amigas— aquí estamos todos excepto una persona.

—¿Quién? — pregunté confundida y nerviosa ante la inminencia del parto.

—El padre del niño. ¿No le avisarás a Sebastián?

Era cierto, lo había olvidado. Lo había olvidado completamente. Así que pedí que lo llamaran, y él llegó en minutos. Desde afuera reconocí su voz reclamando entrar, pero le advirtieron que no podía. Yo había firmado un papel del hospital en el que dejaba en claro que Sebastián no estaba autorizado a presenciar el parto, que la única persona que podía acompañarme en ese momento era mi madre.

Para mi fortuna y tranquilidad, mi médico llegó a tiempo. Tras un embarazo repleto de complicaciones el día D había llegado. A pesar de mi enorme y lógica carga de incertidumbre, me sentí orgullosa tanto de mí como de mi pequeño. Lo habíamos logrado. Habíamos atravesado la tormenta y alcanzar la orilla. Tan solo nos restaba un último esfuerzo final.

Pero pareciera ser que nuestro destino era luchar hasta el final, porque ese último esfuerzo final también tendría sus contratiempos. No todo fluyó como yo lo hubiese deseado, pues el bebé, a poco de nacer, volvió a meterse para adentro, y debieron extraerlo con fórceps. Me recuerdo tendida en la cama bañada en sudor y lágrimas, desgarrada de dolor, el médico alentándome y mi madre sosteniéndome en interminables minutos de dolor y dudas.

—¡Un poco más! —me rogaba una enfermera—. ¡Luciana tú puedes! ¡Un poco más!

Y yo apretando mis puños, estrujando mis muelas, expulsando con toda la fuerza de la que era capaz, hasta que el niño al fin asomó su cabeza al mundo… su piel, su llanto, su cuerpo resbaloso en las manos del médico. No me creí capaz de resistirlo, poco me faltó para desmayarme del cansancio y la felicidad. Retengo la imagen de mi madre sacando fotos entre risas y llantos. Y no me desmayé, a pesar de todo el frenesí que me sacudía recuerdo bien el instante en el que me entregaron al niño.

—Aquí estás mi tesoro —creo haber murmurado, o tal vez solo lo haya pensado—. Aquí estás… al fin nos vemos las caras, amor de mi vida. Ahora nadie podrá separarnos.

Era el momento de cortar el cordón umbilical, mi médico me había dicho que yo iba a poder hacerlo en caso que no hubiera ningún tipo de problemas. En ese mismo instante noté algo extraño en las facciones del bebé: su piel sonrosada comenzaba a opacarse con cada segundo que pasaba, a volverse primero celeste, después azul, y al fin morada.

¿Lo que veía era real o todo era producto de los nervios del parto?

Era real, porque me arrancaron a mi bebé de mis brazos, se lo llevaron lejos de mí, y obviamente no logré cortarle el cordón. Y en medio de aquella locura, me vino a la mente cómo, por distracción o mala intención, en más de una oportunidad en diferentes clínicas se habían cambiado bebés.

—¡Vete con Miguel! —alcancé a gritarle a mi madre, que así lo hizo.

Poco después, mientras me terminaban de atender y organizar, una enfermera me explicó que el bebé había sufrido un neumotórax espontáneo.

—¿Qu… qué significa eso? —alcancé a balbucear—. ¿Por qué?

—El bebé se devolvió a segundos de nacer —me explicó—. Y al regresar tomó agua y aire. Eso obligó al médico a llevarlo de urgencia a cuidados intensivos.

El saber que mi pequeño estuvo a punto de morir a segundos de nacer debió haberme tumbado, sin embargo, en ese instante, y a pesar de todos los dolores típicos de un parto, algo me sostuvo, algo me obligó a mantenerme firme y en alerta. Fue como si en ese momento límite hubiese brotado —una vez más— la guerrera que había en mí, la guardiana que debía proteger y custodiar a su tesoro de todo monstruo que lo acechara.

Al fin autoricé que el papá entrara. Me agradeció por haberle brindado lo más amado que él podía recibir en su vida: un niño.

—No te vayas, por favor —le rogué—. No quiero estar sola. El bebé no está bien.

No sabría decir exactamente cuánto tiempo después —en situaciones críticas el tiempo fluye de modo extraño, los minutos pueden parecer horas y las horas minutos—, pero una vez que me recuperé me permitieron ir a ver a Miguel a la incubadora.

Reconocí sus primeros gestos, la curvatura de sus labios delicados, sus párpados casi transparentes, esos brazos pequeños como el pulgar de un adulto...

Hijo...

El corazón se me ahogó en un océano de angustia al encontrar a mi tesoro tan lejos de mis brazos. Sin embargo, y a pesar de tanta incertidumbre, hubo algo que me acercó cierta tranquilidad: el niño era igual al padre, a pesar de tener apenas horas de nacido, y a pesar de estar así de hinchado, sus rasgos eran inconfundibles. Sí, aquel era mi niño, y pronto regresaría conmigo.

Para mi felicidad, como el niño evolucionaba tal como los médicos esperaban, me autorizaron a lactarlo, a cuidarlo, acariciarlo. Percibir su piel en contacto con la mía fue una sensación indescriptible, como si un torrente de amor se derramara sobre nuestros cuerpos, como si el mundo se limitara a nosotros dos. Pero aún no habíamos terminado la batalla, el pequeño debía reponerse del todo para que lo autorizaran a venirse conmigo a casa.

Aquella sensación de desamparo me acercó a Sebastián, el padre de Miguel.

—Quédate conmigo —le dije abrazándolo con las pocas fuerzas que me quedaban—

No me dejes.

Él se portó muy bien. Me contuvo y acompañó en esos días difíciles en los que recuerdo que lo enviaba a cada instante a ver al niño.

—¡Asegúrese de que Miguel esté bien! —le insistía cada diez minutos entre insultos y besos—. ¡No se relaje! ¡Vaya a verlo!

Pese a que yo nunca estuve verdaderamente enamorada de Sebastián, esos días fueron un período indescriptible en mi relación con él. Fue como si mi necesidad de contar con un soporte masculino en una situación así de delicada, nos hubiera hecho dejar de lado toda diferencia.

Miguel, mi hijo luchó con valentía y, tras veinte días en cuidados intensivos, pudo abandonar la clínica. Así como, en algún punto siento que mi embarazo comenzó a los cinco meses, cuando supe que el bebé que cobijaba en mi panza estaba sano, también siento que mi auténtica maternidad comenzó una vez que Miguel dejó la incubadora. A partir de allí podríamos ser tan solo él y yo, hijo y madre sin intermediarios, médicos e incubadoras de por medio.

Las siguientes semanas sucedieron calmas, con mi bebé creciendo sano y fuerte. Así, lentamente y casi sin darnos cuenta, llegamos al día del bautizo.

Sebastián propuso que la reunión posterior al bautizo fuera en su casa. Para evitar inconvenientes —ya que teníamos amigos en común, y algunos tras la separación quedaron de su lado y otros del mío— llegamos a la conclusión de que lo mejor era invitar tan solo a nuestras familias. Me pareció una decisión sensata. Un bautismo no es un campo de batalla y, por respeto al bebé y a nosotros mismos, no pretendía otra cosa más que una reunión amena y pacífica.

Sin embargo, a poco de entrar a casa de Sebastián veo a Manuela, una conocida suya y mía de la universidad. Pese a que me molestó que nuestro acuerdo no se hubiera cumplido, intenté mantener la calma. Al rato, justo cuando servían la comida, subí a una habitación del segundo piso a lactar a Miguel, y a nadie pareció importarle qué hacía yo o dónde estaba. Todos comiendo y disfrutando de la reunión y nadie pendiente de la madre del supuesto homenajeado. Una vez que terminé de amamantar al niño bajé las escaleras y me encontré a Sebastián sirviéndole un plato a Manuela, y diciéndole:

—Mi amor, aquí tienes la comida.

¿Es decir, que Manuela era su pareja?

Sí, lo era. Debí hacer un esfuerzo por contener mi enojo y un sentimiento de indignación.

¿Era esa la situación y el momento en los que yo debía enterarme de aquello? No, no lo era. No solo no lo era, sino que lo que estaba sucediendo en nada se parecía a lo que habíamos acordado, en relación a la reunión para compartir con las familias.

Mi cara pareció decirlo todo, pues todos los invitados, al verme, notaron lo que me sucedía. No dudé en poner las cosas en claro: dije en voz alta que la idea era realizar una celebración familiar en la que no debía haber invitados por fuera del listado que habíamos acordado, y que de saber que las cosas serían así yo hubiese llevado a mi gente. También dije que Sebastián podía seguir festejando con sus amigos, que mi hijo y yo nos iríamos a festejar a otro sitio. Rematé mi breve discurso con un contundente:

—Quien quiera acompañarme a mi casa, está invitado. Adiós.

Así que mi bebé, mi gente y yo nos marchamos. En el camino de regreso a casa compramos champaña y tablas de quesos, seguimos la reunión en mi hogar. A ellos, le quedó el almuerzo a medio comenzar.

Al día de hoy no me arrepiento de mi decisión. Sebastián no solo había faltado a su palabra, sino que también se había comportado como un desubicado, pues ese no era el momento para presentaciones de ese tipo y comenzaba a entender más cosas que me habían sucedido.

Semanas antes del bautizo yo empezaba a intuir que tendría problemas para que Sebastián me entregara la mensualidad que le correspondía por ser el padre de Miguel, pues su negación a pagar necesidades del bebé era visible. Así que, más allá de consultar a amigos y familiares, me acerqué a una comisaría de familia, lugar para conciliar en estos casos, buscaba asesorarme legalmente en relación a qué pasos seguir. En el mismo momento en que estoy por entrar a la comisaría, ¿quién salió?

Manuela.

Sí, Manuela, la nueva novia de Sebastián. La compañera nuestra de universidad.

Es definitivamente entre trágico y gracioso el modo que tiene el destino de jugar con nosotros.

—¡Manue! —dije sorprendida ante su presencia—. ¿Qué haces por aquí?

Y ella, que había tenido un hijo en tiempos de la universidad, responde:

—Demandando al papá de mi hijo que no me quiere dar la mensualidad.

Supuse que aquella era mi oportunidad de interiorizarme del tema con una conocida sin necesidad de consultar a profesionales, así que le dije:

—Ay, Manu... ¿y cómo se hace eso? Yo vine a averiguar lo mismo porque Sebastián no me está dando nada y es un tema que me preocupa.

Aun me cuesta creer que el destino me haya colocado en semejante posición. ¡Yo preguntándole a la novia del padre de mi hijo cómo hacer para que él dé la mensualidad que me corresponde!

Ridículamente insólito.

Ella, de pronto turbada, me dijo:

—Eh... es un proceso difícil. Mejor entre que la asesorarán.

—¡Vamos, Manu! Adelántame algo. Ayúdame tú que ya estás en el proceso.

Ella insistió con que mejor averiguara adentro, que los profesionales me orientarían con mayor seriedad. No me gustó su respuesta, no comprendí por qué no tenía la gentileza de ayudarme, pero más que como desgano de ella, lo tomé como que el proceso era engorroso y que lo mejor era asesorarse con las personas adecuadas.

Dos semanas después, me encontré a Sebastián atendiendo a Manuela como a una reina en el bautismo de Miguel, cuando el protagonista debía ser nuestro hijo.

Estoy convencida de que todos mis contratiempos con Sebastián repercutieron en la salud de Miguel. Es cierto que las contingencias vividas durante su embarazo y posterior al nacimiento, tal vez le hayan debilitado algunas defensas, pero los bebés y los niños son muy sensibles al entorno que los rodea, y mis desavenencias con su padre debieron tener influencia. Con apenas tres meses de vida padeció una bronquiolitis que nos obligó a volver a hospitalizarlo. A los ocho meses tuvo un íleo adinámico, que es cuando los intestinos son incapaces de contraerse normalmente para eliminar los desechos del cuerpo, enfermedad que también lo llevó de vuelta a pasar algunos días en la clínica. Y en otra ocasión, durante una fuerte discusión con Sebastián, el niño presentó una diarrea aguda. Era evidente que sus problemas eran emocionales. Sobre todo era evidente que sus padres no se estaban manejando como correspondía, y aquello me torturaba, me hacía sentir culpable. Lo único que puedo decir a favor del padre es que, pese a que jamás pagó el seguro médico, siempre estuvo presente durante los problemas del niño. Fue durante uno de esos momentos de estar juntos, a la espera de la recuperación de Miguel que Sebastián me propuso que debíamos volver a estar juntos.

—Vamos, Luciana, el bebé sufre con nuestras desavenencias. Démosle la familia que él precisa y merece.

—Sí, ¿por qué no? —dije poniendo a las necesidades del niño por encima de la sensatez—. Tal vez tengas razón. Perdonémonos, maduremos y démonos otra oportunidad.

Entonces me propuso que fuéramos por unos días los tres a su finca, y así lo hicimos. La idea era pasar tres o cuatro días juntos, intentar recomponer nuestros vínculos, hacer el esfuerzo de volver a ser una familia "normal". Pero de más está decir que a una pareja desgastada no se la ensambla como a cubos de plástico. Estamos hechos de agua y no de piedra, el líquido que se derrama al suelo no es sencillo de volver a recoger. A todos nuestros inconvenientes se sumaba uno de nula solución: yo no amaba a Sebastián. Es más, yo jamás había amado a Sebastián. Él era el padre de mi hijo, y lo sería por siempre, pero yo no tenía modo de lograr recomponer lo que en realidad jamás había existido. Así que de pronto allí nos encontramos, los tres jugando a ser una familia. Me llevó muy poco tiempo comprender que lo que estábamos llevando adelante era un sinsentido.

La primera noche, Sebastián me propuso dormir juntos en la cama doble.

—No —respondí decidida—. Es muy pronto para eso, recién estamos dando los primeros pasos.

—¡Vamos, Luciana! Por favor… hemos estado juntos por tantos años.

Y yo me eché atrás y le insistí con que no quería nada mientras él me intentaba abrazar y yo me negaba de todos los modos posibles.

Lo intenté, juro que lo intenté. Lo hice por el niño, por mí, por una idea equivocada e imposible de familia, pero no había modo de volver atrás. Yo no tenía manera de abrirme ni física ni emocionalmente a Sebastián. Nuestras piezas estaban rotas.

Esa noche fue patética, y me reclamé una y mil veces por haber tenido la mala idea de compartir esos días en la finca. Al fin dormimos en la misma cama, pero bien separados, cada uno a un lado de la cama y Miguel en la mitad.

Al día siguiente recorríamos el condominio en auto y Sebastián saludaba a los vecinos con una sonrisa de orgullo.

—Les presento a mi hijo —le decía él a cada vecino con el que nos cruzábamos al tiempo que yo, sentada a su lado, sostenía al bebé en mis brazos con actitud de madre satisfecha.

¿Qué es esta mierda?, me pregunté avergonzada. ¿Qué papel estamos representando? Parecemos actores mediocres actuando en una película todavía más mediocre.

Me humilló ser protagonista de esa escena. ¿En qué nos habíamos convertido? ¿A qué sótano habíamos descendido? Todo se había vuelto una caricatura, nos habíamos reducido a la perfecta parodia de lo que debía ser una familia.

Pero fuimos capaces de caer aún más bajo. Es llamativo como a veces es posible encontrar un sótano por debajo de subsuelo. Esa noche él salió de la casa diciendo que iría a comprarle unas cosas al niño. Sospeché algo en su postura, salí detrás suyo. Y lo vi a pocos pasos de la casa, el celular pegado a la oreja, diciendo:

—Sí, Manu. Sí, mi amor. Por supuesto que yo te amo solo a ti. ¿Pero qué quieres que haga si esta vieja insistió con que pasemos unos días juntos con el niño?

Fue como si el aire se hubiese solidificado a mi alrededor.

¿Qué hacer?

¿Cómo reaccionar ante una traición así?

¿Y cómo reaccionar cuando el que te traiciona de semejante manera es el padre de tu hijo recién nacido?

Lloré.

Lloré de odio a ese hombre.

¿Hombre?

No. Así no se comporta un hombre. Un hombre es otra cosa.

Sebastián regresó una media hora después y yo actué como si nada hubiera sucedido. ¿Por qué preferí callar? Supongo que para no generar una escena delante del niño. De haberle dicho lo que acababa de escuchar solo hubiera generado una escena plagada de tensión, gritos y discusiones.

Él, ajeno a todo, al poco rato se me acercó, me abrazó, y me susurró al oído:

—Te amo, Luciana. Siempre te amaré.

Hubiese jurado que mi piel, que mi cuerpo entero se volvía de piedra. No quería estar junto a ese hombre. Su sola presencia me despertaba una decepción cercana al rechazo.

Al otro día, a poco de despertar, organicé las maletas y dije que me quería ir.

—¿Qué dices, Luciana?

—Lo que escuchas.

—Pero por favor, ¿cómo te vas a marchar? Lo que debes hacer es relajarte. No sé qué te ocurre, pero estás dura, rígida, no logras relajarte y disfrutar nada. Ven aquí, mi amor.

Lo miré con ojos como rocas, y le dije:

—Tienes dos opciones: O me devuelves ya mismo con mi hijo a Bogotá, o me voy por mi cuenta.

Él intento decirme algo, y yo lo interrumpí de inmediato:

—Hablemos claro: entre tú y yo no hay nada. ¿Escuchas? Nada. Y si algo me faltaba para confirmarlo fueron estos dos días aquí juntos.

Regresamos a Bogotá con la plena seguridad de que no servíamos para estar juntos.

Así le pusimos punto final a nuestro intento de jugar a la familia feliz. La película mediocre había llegado a su fin.

Durante el camino de regreso a Bogotá me pregunté por qué había cedido al ofrecimiento de Sebastián de pasar esos días en su finca. ¿Qué necesidad tuve de hacer eso, si yo sabía muy bien que no teníamos futuro? Intuyo que lo hice por la culpa de no poder brindarle a Miguel una familia conformada por una madre y un padre viviendo bajo un mismo techo. Intuyo que lo hice para tener la tranquilidad de saber que, a pesar de que fracasamos como pareja, yo lo había intentado todo. Porque así solemos ser las mujeres: lo intentamos todo mil veces y de todas las maneras posibles, incluso más allá de lo razonable.

Mientras viajábamos por la ruta recordé un episodio sucedido durante el último cumpleaños de Sebastián, cuando yo rondaba los cinco meses de embarazo. Aquella vez él me llamó para decirme que no estaba atravesando un buen período, que mi ausencia lo hacía sentir solo y sensible, que necesitaba pasar un tiempo conmigo y con el bebé que estaba en camino. Así que me propuso cenar juntos en algún restaurante. Como yo no estaba en condiciones de salir le ofrecí, en cambio, hacer una pequeña fiesta en casa.

—Invita a cuatro o cinco de tus amigos de la universidad —le dije—. Hacemos una comidita y ya.

Intenté tener un buen gesto. Sin embargo, solo logré cometer un gran error.

Pero... ¿cómo podía yo preverlo?

Pasadas las siete de la noche llegaron los amigos para celebrarle el cumpleaños al futuro papá. La reunión se desenvolvía con tranquilidad hasta que, rondando las diez de la noche, tocaron la puerta: era Franz, otro amigo nuestro, aunque más amigo de él.

—¿Puedo entrar? —me preguntó al tiempo que yo notaba que tenía un regalo en la mano.

—Adelante —respondí, y lo invité a dejar el regalo sobre la mesa.

—Es que ese regalo no es mío. Me lo mandaron.

Y ante mi gesto sorprendido, Franz agregó:

—Si quieres ábrelo, te vas a sorprender.

No debí haber abierto ese maldito paquete. No, no debí haberlo hecho. O sí, ¿quién sabe? Tal vez sea mejor atravesar una decepción a ser feliz en la ignorancia. La cuestión es que cuando abrí el regalo me encontré con un muñequito, un oso, un dragoncito, dulces y un electrónico, y con una carta de amor que decía:

"Querido Sebastián:

Te amo a pesar de todas las circunstancias, y poco me importa que te falte poco para ser papá. Tú y yo superaremos todos los obstáculos y nos amaremos toda la vida y..."

No pude leer más. Tan solo alcancé a leer la firma de una mujer.

Me tomé la panza sin saber bien cómo reaccionar ante el idiota que tenía delante.

—Dime, Franz —dije esforzándome por conservar la compostura—: ¿a ti te parece que este es el momento adecuado para traer a mi casa un regalo de la amiga, o novia, o amante del padre de mi hijo? En este preciso instante estoy atravesando un embarazo de alto riesgo.

Pero de nada sirve intentar dialogar con un idiota. Él alzó los hombros con actitud desconcertada, y dijo:

—Es que Carola está abajo y le pareció más prudente no subir y que sea yo quien le entregue el regalo.

¿Qué hacer ante una situación así? ¿Cómo comportarse ante semejante personaje? ¿Cómo lograr controlar el volcán que te bulle por dentro cuándo sabes que cualquier situación de nervios puede afectar seriamente al niño que tienes en tu vientre?

Intenté respirar hondo.

—Tú eres un maleducado —le dije con un hilo de voz—. Me estás faltando el respeto a mí, y por sobre todas las cosas le estás faltando el respeto a mi hijo.

Y eché a todos de mi casa.

A todos. Empezando por Franz y terminando por Sebastián.

—Pero ¿qué te ocurre, mujer? —me preguntó Sebastián.

—Pregúntaselo a Franz.

Una vez que Sebastián supo lo sucedido no se disculpó conmigo ni le hizo el menor reclamo a su amigo. Tan solo se molestó y siguió la fiesta en un bar de los que yo amaba ir, ahora a él le gustaba.

—Lo lamento —dijo él con sorna antes de marcharse—. Tú no puedes venir.

Esa noche quedé destrozada. Porque yo, pese a que sabía que no lo amaba, aún creía que existía una pequeña posibilidad de que podamos volver a estar juntos para darle una familia a nuestro hijo. O quizá sentirme respetada como madre o valorada talvez.

Como mi papá estaba en la finca esa noche quedé sola con mi mamá. Recuerdo que me acosté en la cama con ella y lloré toda la noche. Era una mujer adulta y embarazada, sin embargo, me sentí otra vez la pequeña Luciana. No la niña feliz y radiante sino la que, algunas noches, lloraba en soledad abrazada a su ovejita de felpa.

A las cuatro de la mañana sonó el teléfono. Desperté asustada, ¿quién podía llamar a esa hora? ¿Habría ocurrido un accidente? Atendí. Era Sebastián. Borracho.

—Yo t- te amo, Luciana... t- te adoro... déjame volver contigo... por favor...

Le colgué y no volví a contestar. Regresé junto a mi madre y no pude evitar volver a llorar. Pocas veces en mi vida padecí tal desamparo. No podía creer que aquel hombre fuese el padre de mi hijo.

Por eso durante aquel viaje de regreso a Bogotá tras ese intento de reconciliación en la finca me sentí tan miserable, tan molesta y decepcionada conmigo misma. Era obvio que lo nuestro no tenía modo de funcionar, éramos un barco hundido, ya no había modo de sacarnos a flote.

Tiempo después de esos días en la finca se agudizaron nuestras diferencias económicas, pues Sebastián ya prácticamente no me pasaba ningún dinero. Así que me vi obligada a contratar un abogado y demandarlo de modo formal en la Fiscalía. Y al corto tiempo de demandarlo... ¡oh, sorpresa!, me llegó una contrademanda de su parte en la que me pedía la custodia y la patria potestad de Miguel. No podía creer aquello. De verdad que no podía creerlo. Para mi desgracia aún me esperaban más malas noticias: mi abogado me informó que debía responder a esa contrademanda de modo urgente, pero que para hacerlo él debía cobrarme más plata.

Me supe ante un precipicio: yo no contaba con más dinero, y tampoco podía recurrir a mis padres, que estaban en pleno proceso de quiebra. Pero... ¿qué sucedería si no respondía de inmediato a aquella contrademanda? ¿Aquel desgraciado me quitaría mi derecho a convivir con mi hijo?

Los precipicios no nos permiten pensar con claridad, y nos obligan a tomar decisiones apuradas y extremas. No era tiempo de dudas, y por lo tanto no dudé. Me quedaba una sola carta por jugar, y no tuve más opción que jugarla. Me comuniqué con un viejo amigo, de aquellas épocas del bar gay, con quien teníamos una relación de confianza y le hablé con toda sinceridad:

—Nunca te he pedido nada pese a que pude hacerlo en infinidad de ocasiones. Pero esta vez preciso un gran favor.

—¿Qué precisas, Luciana?

—Que me prestes $3.500.000 de pesos.

Ante su silencio me esforcé por explicarle la situación que me aquejaba intentando no perder el control. Cuando terminé de hablar, él me dijo que me ayudaría, que por supuesto que me facilitaría ese dinero.

Me supe un tanto aliviada.

—Aquí tienes —me dijo al día siguiente, cuando nos encontramos para que me entregara el dinero—. Ahora encárgate de que tu abogado haga su trabajo y mande a ese hijo de puta al diablo.

Aquel amigo me salvó. Literalmente me salvó. Nadie sabe qué hubiese podido ocurrir si yo no encontraba el modo de responder a tiempo esa contrademanda.

Al fin se llevó a cabo todo el proceso judicial y terminamos todos ante el juez. Una vez allí mi abogado me recomendó que fueran ellos quienes hablaran primero. Y, al tomar la palabra, mi ex dijo:

—Miren todos esta imagen, por favor. —Y mostró una foto en la que yo me encontraba con una amiga, las dos bebiendo un vaso de vino en un bar de la calle 82—. Esta mujer se la pasa bebiendo, no se encuentra capacitada para criar a un pequeño.

No podía creer lo que veían mis ojos. Todo aquello debía ser una extraña y ridícula pesadilla de la que muy pronto despertaría. ¿Sebastián acusándome de borracha? ¿Qué límite habíamos atravesado para ser capaces de caer tan bajo?

El juez pidió la foto. La estudió con el rostro circunspecto, y dijo:

—No veo ningún delito en esta imagen. La señora tiene derecho a beber una copa de vino con una amiga. —Alzó el cuello y se dirigió a Sebastián—. Señor, le pido un favor: no le haga perder el tiempo a los jueces con cuestiones menores, que nosotros estamos para resolver temas graves —y, tras revisar unos papeles y legajos, agregó—: usted tiene que pagarle $200.000 pesos a la madre de su hijo. ¡Cumpla con sus obligaciones!

En suma: lo desbarataron en un segundo. Perdió la batalla al minuto de comenzarla.

Pero no fue solo eso, hubo más: Sebastián, poco antes de comenzar el juicio había transferido la totalidad sus bienes —el apartamento, la finca y el auto— a su hermana. E incluso, llegó al extremo de nombrarse a sí mismo empleado del lavadero de carros del que era dueño. ¡Y con el sueldo mínimo! Sin embargo, el juez le descubrió la treta, y sentenció:

—Aquí están las pruebas de que ocho días atrás usted cambió la titularidad de sus bienes y que alteró su patrimonio de modo inconducente para la ley…

El juez le dio, con detalles, toda la información con la que contaba, que por lo visto no era poca. Y remató su alegato diciendo:

—Si usted, señor, considera que todo lo que le puede aportar a su único hijo son unos miserables $100.000, está equivocado.

El juicio, obviamente, concluyó a mi favor, y la justicia obligó a Sebastián a elevar la cuota que debía pagarme.

Nuestro vínculo jamás se recuperó de aquel golpe. De algunas vergüenzas no hay marcha atrás.

Mi historia con Sebastián, mi compañero de la universidad, el supuesto ángel que había llegado a mi vida para rescatarme del dolor del final de mi vínculo con Mauricio, había al fin terminado. Él sería por siempre el padre de mi hijo, pero entre él y yo ya no quedaba nada. Ni siquiera el aire que nos rodeaba.

Amores oníricos

"No fue culpa mía si aquella mañana me encontré con la belleza".
Lana Marlowe

"El sexo es una de las nueve razones para aspirar a la reencarnación.
Las otras ocho no son importantes".
Henry Miller

"Te ofrecí una aventura. Te la ofrecí justo delante de ti.
Pero tú no supiste verla".
Daniel Handler

Tras el final de mi relación con Sebastián me encontré ante un mar de sensaciones diversas. Me sentía liberada, me sentía sola, me sentía en paz, me sentía en deuda… Liberada por haber terminado un vínculo que no tenía el menor futuro, sola porque no tenía una pareja con la cual compartir mis días, en paz porque había tenido la valentía de escapar de la zona de confort y hacer lo que debía como mujer adulta que era, en deuda por no poder brindarle a mi hijo una familia tal como la había soñado.

En algún momento opté por dejar de juzgarme y tan solo acepté que la vida no es una foto sino una película, y que de esos crisoles de sensaciones —muchas veces contrapuestas— se conforma nuestra existencia. Y me enfoqué en lo realmente importante: recoger todos mis pedazos del suelo, y a partir de ellos construir algo nuevo, algo mejor.

Liberación, soledad, paz, deuda…

Me aferré con fuerzas de la primera de ellas: liberación.

Sí, liberación. Libertad.

Por primera vez en bastante tiempo me supe libre. Es cierto que yo no era la jovencita de antaño —ahora no solo me había vuelto una mujer, sino que también era madre— pero ya no cargaba con el peso de Sebastián, y mi pequeño Miguel, más allá de sus vaivenes de salud, seguía adelante con sus primeros meses de vida. Así que, por primera vez en bastante tiempo me supe libre. Me dije a mí misma que podía volver a darme el gusto de dedicarme algo de tiempo: salir alguna noche, tomar un trago, conocer gente… ¿Por qué no? ¿Acaso no merecía ese espacio? Por supuesto que lo merecía. Había atravesado un embarazo complicado, estaba criando a mi bebé con todo el amor del que era yo capaz de dar, había cerrado mi historia con Sebastián, resuelto nuestros problemas ante el juez y también había acompañado a mis padres a atravesar su peor crisis económica. Por lo tanto, consideré justo volver a ubicarme —sin descuidar a Miguel, por supuesto— en el centro de mi existencia.

Fue así como me permití reorganizar mi vida como lo que era: una mamá soltera, una mujer que no debía rendirle cuentas a nadie a excepción de su hijo. Poco a poco volví a salir alguna noche, me reencontré con mis amigas y antiguas compañeras, conocí gente, e incluso intenté retomar mi historia con Mateo aunque no funcionó. Nos queríamos y respetábamos, pero nos habían sucedido demasiadas cosas y ya no éramos los mismos. Ni mejores ni peores, tan solo distintos, lo suficientemente distintos para comprender que nuestros caminos se habían bifurcado.

Así que me encontré abierta y dispuesta a conocer a alguien nuevo, a alguien mejor, a alguien dispuesto a acompañarme en esa nueva etapa. Sin embargo, todos sabemos que los amores son independientes de nuestros tiempos y deseos. Los amores llegan cuando ellos mismos lo quieren, y no es mucho lo que nosotros podemos hacer para atraerlos o repelerlos. Por lo tanto, y a pesar de mi buena predisposición para abrirme a conocer a alguien, en aquel tiempo ningún hombre llegó a mi vida.

Me senté en un parque sola y empecé a repasar mi vida hasta ese momento, como una producción cinematográfica, escena por escena. Hice un alto en una historia que me atravesó el cuerpo y el alma, una historia que me acompañó por varios años, ya ni recuerdo la fecha, pues hasta es posible que jamás haya existido. Una historia a la que conservo en el rincón de mis recuerdos más queridos. Una historia de amor tan onírica y apasionada que a veces me pregunto si realmente fue real, o si fue tan solo un sueño del que jamás quise despertar.

Había una vez un hombre llamado Benjamín, al que conocí... La cuestión es que Benjamín era uno de los dueños de una cadena de hoteles desperdigados por medio mundo, y su patria podía volverse cualquier ciudad del planeta. Por lo tanto, no fue casualidad —o sí, quién sabe— que lo haya conocido en un hotel de Madrid donde me hospedé durante un breve viaje de negocios. Ambos disfrutábamos del sol europeo al borde de la piscina cuando él se me acercó, y tras intercambiar unas palabras me invitó un cóctel. Me llevó pocos minutos comprender que la química entre nosotros era incendiaria, sin embargo, me obligué a contener mis deseos: el hombre era casado. ¿Cómo lo supe? Le descubrí en el dedo de la mano izquierda la inevitable diferencia de bronceado de quien se quita la argolla de matrimonio.

Pese a que yo estaba soltera y a que él me resultaba atractivo, no tenía la menor intención de involucrarme con un hombre casado, así que me esforcé por mantener cierta distancia. Pero el destino se encargaría de tendernos una de esas trampas sutiles de las que no siempre podemos escapar.

Esa noche acepté la invitación de una compañera de trabajo para ir a cenar al barrio de La Latina, uno de los más viejos y encantadores de Madrid. Sus calles conservan las huellas que adquirieron hace siglos y, alguno de sus nombres parecía sacado de un libro: Puerta de Moros,

Plaza de la Cebada, Calle de la Morería. Fuimos a una de esas tascas madrileñas repletas de deliciosas tapas, gambas, jamones y cañas. Al terminar la cena, ¿con quién me tope?, la respuesta es inevitable: con el bonito hombre casado de la piscina del hotel. ¿Qué hacía él allí? La cuestión es que él me reconoció de inmediato, se acercó muy gentil a saludarme, y me presentó a dos de sus socios de un modo tan galante como insólito:

—Esta mañana, estimados chavales —les dijo a sus compañeros simulando un acento español que hizo sonreír a todos—, he hablado con la mujer más guapa que jamás he tenido la suerte de conocer. Su gracia es Luciana, y aquí la tienen. Dime, Luciana, ¿deseas venir a tomar unas cañas con nosotros?

Ante aquella llamativa presentación no supe si agradecerle o irme corriendo, así que opté por asentir con una sonrisa y aceptar su invitación.

—Tan solo tomaremos unos tragos —agregó por lo bajo con una sonrisa de encanto—. Apenas quieras regresar al hotel me lo dices y tendrás un chofer a tu disposición.

Así que me quedé un rato con ellos, bebimos algo, conversamos y reímos, hasta que al fin regresé al hotel con uno de los choferes. Ese momento me valió para confirmar que Benjamín era definitivamente un hombre apuesto y seductor, pero en ningún momento olvidé que también tenía una esposa, y que yo no tenía la menor intención de involucrarme con un hombre casado. Esa no era mi manera de comportarme.

Cuando volví a encontrármelo al día siguiente en los pasillos del hotel no sucedió demasiado, y encima mi ojo de águila notó que se había vuelto a poner la argolla. ¿Por qué sería que no la tenía puesta aquella vez que nos conocimos en la piscina? ¿Se la habría quitado casualmente? ¿O se la había quitado segundos antes de hablarme para simular ser un hombre soltero? Era tarde para hacerme esa pregunta, mi breve estadía en Madrid estaba a punto de concluir y no nos quedó espacio más que para despedirnos.

Dos horas después, mientras esperaba la partida de mi avión en Barajas, pensé bastante en él: era un hombre preparado con el que se podía conversar de cualquier tema —me sorprendió su facilidad para opinar con fundamentos sobre historia, política, música, o lo que fuera—, y encima era apuesto, súper chévere y dueño de quién sabe cuántos hoteles. ¿Qué más se le puede pedir a un hombre?

—Que no sea casado, Luciana —me respondí a mí misma, y me esforcé por quitármelo de la cabeza mientras los altoparlantes anunciaban el embarque de mi vuelo.

Pero lo nuestro no había terminado. Es más, lo nuestro ni siquiera había comenzado, y al poco tiempo de mi regreso a Bogotá, comenzó a llamarme.

—¿Por qué no nos encontramos a almorzar? —me propuso.

¿Qué hacer?, me pregunté.

¿Aceptar o no aceptar?

Es muy bello, pero es casado.

Es de veras inteligente, pero es casado.

Es exitoso en su profesión, pero…

Y al fin cedí, y…

Acepté.

Sí, acepté.

Después de todo se trataría tan solo de un almuerzo. Apenas eso.

Sin embargo, lo que debió ser un tan solo un almuerzo se prolongó toda una tarde. Una tarde entera de conversaciones, miradas e insinuaciones sutiles pero directas. En Bogotá confirmé que teníamos una conexión total, y supe bien que lo nuestro no tendría marcha atrás. Ya no habría modo de evitarlo, o, mejor dicho: de evitarnos.

Al día siguiente Benjamín me invitó a salir junto a unos hombres y mujeres que me presentó como "socios y compañeros de trabajo". La noche transcurría apacible hasta que el hombre se sentó a mi lado, le pidió silencio al resto, y…

—¡Quiero decirles algo! —dijo en voz alta mientras me tomaba de un hombro—. O, para ser más exactos, quiero confesarles algo: estoy profundamente enamorado de esta mujer que tengo junto a mí. Tan enamorado estoy que no sé qué hacer con ella.

Y yo, en ese instante, tan solo hubiese querido desaparecer de la faz de la Tierra. La situación fue de veras incómoda. Me sentí tan halagada como expuesta y vulnerable delante de toda esa gente que no conocía. Es cierto que él tan solo había intentado ser galante conmigo, pero consideré que esa escena no era necesaria.

Aunque nada de eso había sido una actuación. Benjamín de veras estaba todo lo enamorado que decía. Y a partir del día siguiente comenzó a enviarme regalos: perfumes finos, camisas, relojes…

—¿Qué le sucede a este hombre? —me pregunté un tanto incómoda ante tantas cortesías. E incluso, para su sorpresa, llegué al extremo de devolverle varios de esos presentes.

A lo que sí cedía era a sus invitaciones a almorzar. Hoy, a la distancia, a la hora de escribir estas líneas, comprendo que yo no quería nada de lo que él pudiera comprar con dinero, yo tan solo pretendía y disfrutaba su presencia. Y fue durante uno de esos almuerzos, más precisamente en Benihana, que Benjamín me dijo con una desenvoltura que poco tenía de inocente:

—Oye, ¿vamos para mi casa?

Dudé. Yo era una mujer, no una niña, y sabía muy bien a qué me invitaba. Una vez más volví a preguntarme qué debía hacer. La eterna disyuntiva me volvía una y otra vez: él me atraía, y mucho, pero no podía olvidar que era casado.

—Vamos, Luciana —insistió—. Tan solo un rato.

—¿Dónde quieres ir?

—Tengo un departamento libre.

Entonces cedí. Una vez más.

Y fui a aquel departamento.

La pasamos muy bien. Demasiado bien.

La coreografía de chimenea y copas de vino, sumadas a nuestro deseo contenido, nos llevó a una ascendente delicia de palabras susurradas al oído, abrazos, besos y pasión.

Parecíamos el uno para el otro, y no ya a la hora de conversar sobre los temas más variados, también a la hora de dialogar a través nuestros cuerpos. Era como si nuestra piel fuese capaz de fundirse en una.

Era cierto lo que me había dicho: tenía un departamento libre en la ciudad al margen de la casa que compartía con su esposa e hijas al otro lado de Bogotá. Ese departamento se volvió mucho más que el sitio de nuestros encuentros, ese departamento se volvió nuestro refugio del mundo. Yo salía de trabajar y me iba para allá, él me proponía vernos y los dos corríamos a nuestro escondite.

Lo nuestro crecía con cada día que pasaba, y más allá de todas nuestras afinidades, nuestro vínculo se volvió muy sexual. Fue como si el sexo se hubiese impuesto a la gran cantidad de cosas que teníamos en común al punto de desbordarlo todo. Disfruté enormemente de toda aquella adrenalina, fue como un revivir, como una inyección de energía que me sacudió hasta las fibras más íntimas. Benjamín me colmó de un ardor y de una fogosidad que nada lograba aplacar, logró sacar de mi interior a la Luciana más sensual, y yo sé bien que también obtuve al Benjamín más apasionado. Juntos llevamos a cabo todas las locuras sexuales que yo hubiese podido imaginar, y nada nos resultaba suficiente, jamás nos sentíamos satisfechos, pues nos bastaba terminar para comenzar de nuevo una vez más.

Sin embargo, más allá de nuestra enorme química fuera y dentro de la cama, entre nosotros había cuestiones por acordar. Él en todo momento me aclaró que, más allá de todo lo que disfrutaba mi compañía, era casado y tenía hijas, y que no rompería aquel hogar. Yo lo acepté, y también fui muy clara:

—Quiero que sepa que yo aquí no seré de moza de nadie —le dije decidida—. Téngalo en claro, así que ni se le ocurra tratarme de moza.

Él asintió, aunque con el correr del tiempo no pareció aceptarlo con tanta facilidad, y a las pocas semanas me propuso regalarme un carro.

—No, gracias —le dije.

Llegó incluso al punto de ofrecerme un carro con chofer, a mi total disposición, para que me llevara y me trajera cada vez que lo precisara.

—No, gracias.

Y también me ofreció un departamento.

—No, gracias.

Me sentí obligada a instarlo a comprender que Luciana jamás sería moza de nadie, que todo lo que fuera pago a mí no me interesaba. De haber tomado todo lo que me ofreció yo hoy podría estar viviendo como la reina de un gran palacio; pero jamás acepté nada a excepción de algún almuerzo, algún taxi, y algún presente para mi cumpleaños o Navidad. Y la diversión, claro, que no fue poca y de la que no me arrepiento. En algún momento, ante su insistencia de ofrecerme tantas cosas materiales, llegué a dudar. Al fin y al cabo, ¿por qué no las aceptaba? ¿Acaso no las merecía? Sí que las merecía, pero de todos modos elegí negarme a recibir esos presentes excesivos. Mi decisión fue la correcta: puedo ser cualquier cosa en esta vida menos lo que no es parte de mi esencia, y jamás fui una persona interesada. De Benjamín deseaba con locura su mente y su cuerpo, y a ambas las obtuve hasta la última gota, el resto poco me importaba. Y también había una razón extra por la cual tomé esa decisión: de aceptar aquellos favores nuestra relación —tal vez no en lo inmediato, pero sí a mediano y largo plazo— dejaría de ser una relación entre pares. Aquellas dádivas inevitablemente terminarían desbalanceando nuestro vínculo, él sería quien "proveía" y yo quien "recibía", y yo no pretendía eso. Así que preferí perder todos esos lujos y beneficios a cambio de poder mirarlo a los ojos como a un par y saber que no le debía nada.

Así se sucedieron las semanas y los meses, nos encontrábamos fijo por lo menos dos veces a la semana, y nuestra relación no dejaba de consolidarse y crecer y crecer. Estaba muy claro que nos estábamos volviendo mucho más que amantes que se deseaban con locura, lo nuestro trascendía las sábanas.

Yo sabía que era un error dejar crecer esta aventura. Sabía muy bien que no debía enamorarme, como también sabía que no debía hacerlo, pero… ¿cómo evitarlo?

Después de todo, ¿somos libres de decidir de quién nos enamoramos o de vivir una aventura? ¿Es nuestra esa decisión? ¿O ante situaciones de ese tenor somos apenas marionetas a merced de un titiritero que decide nuestros movimientos?

Yo siento que, al comienzo de nuestra historia, cuando conocí a Benjamín en Madrid, y también durante nuestro primer o segundo encuentro en Bogotá, estuve en condiciones de darle fin a nuestra incipiente relación. Pero una vez que cruzamos ese primer límite ya no tuve —ya no tuvimos— nada por hacer. Nos dejamos llevar por un río torrentoso que nos atrapó y nos arrastró, y ante lo obvio, nada pudimos hacer. Nada a excepción de dejarnos llevar con locura, desbordar la pasión -- ¿Qué mujer no sueña con atravesar una historia llena de sensaciones extraordinarias y prohibidas?

Lo nuestro, que había nacido como una coincidencia menor, creció hasta volverse un dique de pasión que un día quebró y ninguno logró ni quiso contener. Y sin que nos diésemos cuenta, llegó un punto en que nuestras vidas comenzaron a girar alrededor nuestro, como una espiral ascendente e indetenible.

—Te quiero ver —me decía él en algún momento del día.

Y yo me iba corriendo junto a él. O al revés, yo lo llamaba y era él quien venía urgente a mí. Nuestro punto de encuentro era un departamento divino para ejecutivos —similar a un hotel— que Benjamín rentaba en un edifico lujoso en la zona norte. Él me insistía con que yo me fuera a vivir allí, sin embargo, yo me negaba una y otra vez.

Mis negativas a sus ofrecimientos no impedían el crecimiento de nuestro amor, es más, creo que incluso lo potenciaban. Llegó un momento en que nuestros sentimientos se desbocaron y fue como si todo se nos fuese de control. Precisábamos vernos y estar juntos a cada minuto, compartir nuestro tiempo, nuestra cama y nuestras vidas. No era un deseo sino una necesidad, una urgencia.

—Me muero por estar con usted —me decía al teléfono, en un susurro que sonaba a ruego desesperado.

Yo le respondía que me sucedía lo mismo, que lo deseaba, que lo amaba, que deseaba comérmelo a abrazos y besos.

Todo estaba dado para que Benjamín se separara de su esposa y se viniera conmigo, sin embargo… él jamás se decidió a dar ese paso. Ese arrepentimiento le generaría enormes consecuencias en su vida futura. Porque nuestra vida está conformada no solo por decisiones, sino por decisiones tomadas en el momento exacto. Tomar una decisión demasiado tarde —o demasiado temprano— equivale a no tomarla. Benjamín no tuvo el valor de hacer lo debido en el momento adecuado, y la vida se encargaría de cobrárselo caro, muy caro.

No podría asegurar que Benjamín amara a su esposa, pero era evidente que la quería, y por sobre todas las cosas era evidente que no quería romper su familia, dejar a sus hijas sin la figura de un padre, y a una madre, unidos bajo un mismo techo. Por lo tanto, lo nuestro se volvió una vida paralela, una vida doble. Yo me sentía una mujer "normal" hasta que de pronto, a través de un mágico y extraño encantamiento producto del deseo, me volvía su amante. Lo mismo le sucedía a él: un empresario hotelero y rutinario padre de familia que de un segundo al otro se volvía un hombre apasionado e infiel. Después el hechizo concluía y… de vuelta a la normalidad.

Las semanas se volvieron meses, y los meses, años, hasta que un día sucedió algo que marcaría un antes y un después en nuestro vínculo. En algún momento me atrapó una presunción que lentamente se volvió certeza: Benjamín me lo daba todo, pero también me lo quitaba todo. No de modo consciente, por supuesto, pues él me amaba y respetaba. Pero la verdad era que yo no podía pasar mi vida en pareja con un hombre casado, pues mientras estuviera a su lado no tendría modo de comenzar otro vínculo, ya que yo era incapaz de relacionarme con dos hombres a la vez.

De a poco mis sentimientos hacia Benjamín cambiaron. A pesar de que jamás dejé de quererlo, algo comenzó a crujir en mi interior. Era evidente que yo era capaz de mantener una relación con un hombre infiel, lo que no era tan evidente, era si yo estaba en condiciones de ser una mujer infiel. No tardé demasiado en responderme esa pregunta: no, no podía. No era parte de mi esencia ser infiel. Si me entrego a un hombre lo hago por completo, sin dobleces ni mentiras ni traiciones. Así que decidí que había llegado el momento de darle un corte a mi relación con Benjamín. Descubrí que prefería evitarlo en la intimidad, que optaba por verlo durante un almuerzo que hacerlo en el departamento. Sí, tras años del más loco de los amores, ahora Luciana escapaba de Benjamín. La mujer capaz de abandonarlo todo tras el llamado de su hombre, ahora huía de él.

—¿Qué te sucede? —me preguntó más de una vez, consciente de mi extraño distanciamiento. Y yo insistía con que no me sucedía nada. Hasta que una tarde, mientras tomábamos un café, decidí ser sincera:

—Debo contarte algo, Benjamín.

—Dime.

Le expliqué lo que me sucedía con la mayor sinceridad posible. Sin ánimo de ofenderlo o lastimarlo, pero esforzándome por ser directa y franca.

Él dejó de revolver su pocillo, fue como si por un par de segundos todo su cuerpo y todos sus gestos se inmovilizaran.

—¿Quieres dejarme? —tartamudeó.

Me bastó verlo y escucharlo decir aquello para comprender que lo que se venía no sería sencillo, así que di un paso más, y le mentí. ¿Le mentí o le dije la verdad? Mi relación con Benjamín fue tan real como onírica, tan palpable como fruto de mi ensoñación. La cuestión es que intuí que una mentira piadosa alivianaría su reacción, entonces me acomodé el cabello detrás de los hombros e hice otra pausa. Sabía bien que lo que tenía por decir marcaría un antes y un después en nuestra relación. Tomé aire, y dije:

—Es que conocí a alguien. Alguien a quien amo.

Escuchar eso no habrá sido sencillo para Benjamín. Yo no era tan solo una amante con la que él se entretenía en sus ratos libres. Nosotros nos habíamos vuelto, a nuestro modo y con nuestras particularidades, una pareja consolidada que se amaba como pocas. Sin embargo, era inevitable que yo algún día deseara romper ese vínculo, y ¿por qué no?, también conocer a otra persona. Mi vida no podía transcurrir indefinidamente de la mano de un hombre casado.

Tras un instante él pareció asimilar el golpe.

—Quiero que sepas, Luciana, que no pondré ninguna objeción o impedimento a tu nueva relación. Después de todo— tomó un sobre de azúcar, jugó con él, poco le faltó para romperlo entre sus dedos, y terminó de decir—: Tienes razones para seguir adelante con tu vida.

Nos observamos fijamente. El sol alumbraba a pleno cada rincón de la ciudad, sin embargo, una sombra acababa de caer sobre nosotros.

El destino pareció comprender que los tiempos eran otros y a los pocos días Benjamín debió irse a vivir por algunos meses a

Brasil, debido a la apertura de dos nuevos hoteles en Río de Janeiro y San Pablo. Aquello no impidió que mantuviéramos contacto, nos llamábamos a menudo para ponernos al tanto de nuestras rutinas y manteníamos conversaciones triviales en las que era más lo que callábamos que lo que decíamos. Si de algo me sirvió esa separación fue para comprender que nuestra relación debía terminar, así que un día, durante una de esas conversaciones telefónicas, llevé mi mentira un paso más adelante:

—Benjamín, tengo algo para decirte.

Su silencio fue elocuente. Lo imaginé un boxeador sabedor de que se avecina un golpe demoledor.

—Te escucho, Luciana.

—Voy a casarme.

Supuse que lo aceptaría, que se resignaría manso a que los cambios eran inevitables. No fue así.

—No lo hagas —me advirtió con vehemencia—. Por favor, Luciana, ¡no lo hagas! Te lo suplico.

—¿Por qué?

—Ese hombre no me da buena vibra.

—¡Si ni siquiera lo conoces!

—¡Luciana, por favor! ¡Hazme caso! ¡No te cases!

Intenté ser firme, tenía muy claro que no debía dejarme doblegar:

—No te estoy pidiendo opinión, Benjamín. Tan solo te estoy informando. Me caso. Así que tú seguirás adelante con tu vida y yo con la mía.

Me sorprendió darme cuenta de que lo decía sin tristeza. La vida consiste en elegir, no podemos abarcarlo todo. Nuestro tiempo es finito, nuestra capacidad de amar es finita. Y cuando le decimos "Sí" a algo inevitablemente debemos decirle "No" a otra cosa. Benjamín, mi adorado Benjamín que por tanto tiempo no había sido otra cosa más que un sol ardiente, se había vuelto parte de la luna.

Benjamín y yo, tras años de un amor y una pasión inaudita, al fin terminamos.

Volvimos a vernos largos meses después, a su regreso a Bogotá tras su estadía en Brasil. Nuestro reencuentro fue sencillo y a la vez bello, y poco me llevó notar que el tiempo transcurrido no había calmado las ansias de Benjamín por regresar a mi lado.

—Este tiempo, separados, me ha hecho reflexionar, Luciana. He llegado a una conclusión.

Lo observé con ojos expectantes, y él siguió diciendo:

—Sepárate definitivamente de tu hombre. Y yo me divorcio de mi esposa. Estemos juntos.

Había sucedido lo imposible. Las palabras que yo jamás pensé que saldrían de su boca al fin eran una realidad.

¿Qué hacer ante su propuesta?

Yo sabía lo importante que era para él mantener a su familia unida, debía ser demasiado lo que me adoraba para decidirse a tomar una decisión así, debía haber sufrido mucho durante nuestra separación. Sin embargo... durante esos largos meses suyos en Brasil, yo, de verdad, había conocido a alguien. A alguien nuevo, alguien bueno que me amaba, cuidaba y protegía. Nuestra relación era incipiente pero pura, y yo me sentía incapaz de acabar con ella, y mucho menos de llevar adelante una doble vida.

—No, Benjamín. Lo siento.

—Pero, Luc...

Lo interrumpí alzando una mano en el aire.

—Pese a todo lo que vivimos juntos, yo jamás intenté romper tu familia. Así que tú ahora no intentes romper el vínculo de pareja que estoy intentando crear. Mira, sabes bien cuánto te amo y respeto. Tiempo atrás hubiese cedido ante lo que acabas de decir. Pero ahora las cosas no son como antes, los tiempos han cambiado, nosotros hemos cambiado.

—Nosotros no hemos cambiado, Luciana. Aún somos tú y yo. ¡Seguimos siendo nosotros!

No, no lo éramos. O por lo menos yo no lo era. Mi negativa no solo tenía que ver con lo que le acababa de decir. También había algo más. Por esos días yo había comenzado a transitar un camino de mayor vínculo con la espiritualidad, con intentar comprender quiénes somos de verdad, para qué estamos en este mundo, y qué aprendizajes debemos tener para ser mejores. Y ese tránsito me hizo comprender que Benjamín ya nada tenía que hacer en mi vida. Nos habíamos amado y deseado con sentimientos genuinos, pero nuestro ciclo debía llegar a su fin. En mi nueva vida no podía haber espacio para un hombre casado, punto.

No lo comprendió. Me llamaba, me insistía, me buscaba… Y para colmo, el destino se empecinaba una y otra vez en acomodar los escenarios para que nosotros estuviéramos cerca. Aunque parezca mentira su madre resultó ser vecina de la mía. Me pregunté hasta el cansancio, cómo podía ser que eso sucediera con ambos viviendo en una ciudad inmensa como Bogotá. Pero así era. Un día al bajar hacia al estacionamiento del edificio de mis padres y a poco de salir del ascensor, me lo encuentro con toda su familia.

—Ay, doctor —balbuceé simulando ser compañera suya de trabajo, mientras le daba la mano a él y le dedicaba una sonrisa cortés a su esposa—. ¿Cómo le va? ¡Qué gusto tan grande verlo por acá!

—Es que mi madre vive aquí.

—Lo que son las casualidades… la mía también.

Sus conductores y escoltas, que conocían nuestra relación tan bien como nosotros, presenciando la escena con los ojos bien abiertos.

El capítulo final de nuestra relación sucedió un año después. Él me llamó para decirme que estaba instalado, por trabajo, en Madrid y me dijo que durante esa semana vendría por unos días a Bogotá, que necesitaba verme. Pese a que le dije no, que no había posibilidad de que realizáramos ese encuentro, igual me llamó.

—Estoy en el Dorado haciendo una escala rumbo a Medellín. Veámonos en un café del aeropuerto.

Volví a negarme.

Días después volvió a la carga.

—Estoy de vuelta en Bogotá, Luciana. En pocos días debo regresar a Madrid, pero toma nota, por favor: estoy en esta dirección en la suite de uno de mis hoteles. Estoy aquí solo para verla a usted. Le ruego que me venga a ver un minuto. Solo le pido: un minuto.

Y fui.

¿Por qué fui, si consideraba que mi historia con él había acabado? ¿Por qué lo hice? Lo hice porque no se puede mirar al norte con libertad y firmeza, si una parte de tu vida sigue anclada en el sur. Si pretendía ser capaz de escribir los siguientes capítulos de mi vida, antes debía cerrar las historias inconclusas del pasado.

Benjamín me recibió en la recepción del lujoso hotel —todos los empleados parecían girar en torno suyo como planetas alrededor de un sol— y me propuso subir a su suite. Yo en cambio opté por ocupar una mesa cercana a la Recepción.

Conversamos sobre el devenir de nuestras vidas durante ese tiempo sin vernos, quizás unos cuarenta minutos, hasta que los dos supimos que era momento de dejar lo secundario de lado e ir a lo importante. Benjamín debía volar urgente a Madrid, había venido hasta Bogotá solo para conversar conmigo. ¿Qué era lo que tenía para decirme?

—Préstame atención, Luciana, que lo que tengo para anunciarte es importante.

Lo miré fijo, jugué nerviosamente con las llaves del carro, y lo alenté a seguir hablando.

—Estoy decidido a dártelo todo —me dijo—. ¿Lo entiendes? Todo.

Absolutamente todo.

Me limité a callar y a escucharlo en medio de una inmovilidad absoluta. Creo que hasta dejé de respirar. Él siguió diciendo:

—Está decidido: me divorciaré de mi mujer. Solo quiero estar contigo. Contigo y con nadie más. Y serás tú quien lo decida todo: si tú quieres nos quedamos a vivir aquí, o si tú lo prefieres en Madrid. Sí, a Madrid, la ciudad donde nos conocimos. Si a ti te place, también nos podemos ir a vivir a Sevilla, donde pronto inauguraremos un nuevo hotel. Lo que tú desees, amor mío. Te entrego las llaves de mi vida, haz con ellas lo que quieras. Soy tuyo.

Lo que acababa de escuchar era la declaración de amor más sincera y bella que jamás había escuchado.

Lo odié en ese instante, y lo amé por ese momento.

Porque no basta con jugarse por entero por lo que más amamos, también debemos tener la sabiduría y coraje de hacerlo en el momento correcto. Nuestro momento ya había pasado. Nuestro momento oportuno había sido años atrás, y él, en aquel tiempo, no había tenido ni la decisión ni el valor de jugarse por entero por lo que tanto amaba. Ahora era tarde. Y así se lo hice saber.

—No —dije.

Y entonces fue como si una tonelada de años se derrumbara sobre el cuerpo de Benjamín. Sus hombros súbitamente vencidos, la frente arrugada, las comisuras de los labios hundidas hacia abajo.

—¿Q... qué me quieres decir, Luciana?

—Yo acepté venir aquí porque usted me insistió, pero entre nosotros ya no hay nada.

—No puedes hacerme esto, mi amor —me rogó intentando tomarme las manos.

—Estoy enamorada de otro hombre, Benjamín. ¿Eres capaz de comprenderlo? No te hablo de un carro o de una casa o de la inauguración de un nuevo hotel cinco estrellas. ¡Hablo de un amor!

Y él entonces apostó por un último y desesperado intento y jugó una carta dura, una carta tan pesada como innecesaria:

—¡Pero nadie te dará lo que yo soy capaz de darte! ¡Mira esto!

Y se puso de pie y con una mano extendida abarcó la totalidad de lo que lo rodeaba: aquel lugar tan elegante, con sus sillones revestidos del mejor terciopelo, los suelos de mármol, las columnas sólidas de la recepción del hotel, la entrada majestuosa y decenas de empleados yendo de un lado al otro.

—¡Todo esto puede ser tuyo, Luciana! ¡Todo!

El silencio posterior fue total.

Me llevó algunos segundos recuperarme de esa cachetada.

Sus palabras eran ciertas. Me bastaba con decir que sí para que toda aquella majestuosidad fuese también mía. Una vida de reyes en las mejores ciudades del mundo estaba a mi disposición.

Pero tras algunos segundos de duda fui capaz de reponerme de aquel golpe, y contraataqué con violencia:

—No me interesan tus lujos, Benjamín. Yo te he amado. Te he amado mucho, y tú lo sabes. Pero nuestro tiempo ha terminado. Y también quiero que sepas que me has ofendido. No es por tus propiedades, poder y dinero por los cuales yo optaría por permanecer a tu lado. Ya lo sabes muy bien: yo no soy moza de nadie.

Siguieron algunos minutos de silencio. A pesar de haber hecho el amor miles de veces, jamás en tantos años juntos nos habíamos desnudado tanto como durante esa conversación.

Él cambió el tono por uno más calmo, o tal vez por uno más resignado.

—Me quedaré en mi suite tres días más, Luciana. Tengo vuelo de regreso a España en tres días. Quiero que sepas que te estaré esperando, esta noche, mañana y pasado mañana. Puedes venir a buscarme cuando quieras, yo no haré otra cosa más que esperarte. Me entregó la tarjeta de ingreso a su suite.

Fui muy consciente de que me había tocado representar a la villana de la película. Mi obligación era destrozarle su última ilusión, echarle la última palada de tierra a su esperanza de reiniciar una vida nueva a mi lado. Y así lo hice. Porque de nada hubiese valido ilusionarlo con esperanzas vanas, mi deber era serle sincera.

—Olvídate, Benjamín. No hay ninguna posibilidad de que eso ocurra. Hoy mi lugar está junto a otro hombre. Lo siento.

Entonces sucedió lo inesperado.

Él quebró en llanto.

Comenzó a llorar como un niño.

A llorar como un niño pequeño al que le arrebatan su juguete más amado.

Aquello fue triste de ver. El alto empresario, el dueño de un imperio hotelero, el empoderado, el hombre galante y encantador que siempre tenía una reflexión brillante para cada tema, de pronto se había reducido a un mendigo suplicante de amor, a un niño sin más compañía que las lágrimas que le empapaban los párpados y el cuello.

Una parte de mí, deseó abrazarlo, contenerlo, cobijarlo. Sin embargo, debía mantenerme firme. De acercarme solo lograría brindarle una ilusión tan mentirosa como hueca e inútil. Benjamín debía comprender que lo que nosotros dos hacíamos en esa mesa, era escribir el último párrafo de la historia de nuestro amor.

—Por favor, Luciana... no me hagas esto... Yo... yo he sido un cobarde, ¿sabes? Jamás he tenido los pantalones para formar una familia contigo. Y ahora he perdido a mi familia y no tengo nada. A mi esposa no la amo... mis hijas viven en el extranjero... ¿y qué tengo yo? ¿Con qué me he quedado yo?

Me observó a la espera de una respuesta. No fue necesario que yo hablara. Él, con voz casi inaudible, soltó un último manojo de sílabas:

—A mí… a mí no me ha quedado nada. Me he vuelto invisible. Aún ante tus ojos.

Mi corazón, mi mente y mi alma parecieron resquebrajarse. Lamenté tanto verlo así… sin embargo no podía ni debía flaquear, así que intentando ocultar mis ojos empapados de lágrimas me limité a decirle adiós y me retiré.

El hombre del que me despedí nada tenía del que me había recibido una hora atrás. Definitivamente el dinero y el poder no valen nada. Somos tan solo el amor que podemos dar y el amor que recibimos, y nuestro coraje para jugarnos la vida por ese amor. El resto es apenas un divertimento menor, apenas arena que se escurre entre los dedos.

A poco de abandonar el hotel miré hacia atrás.

La silueta de Benjamín continuaba sentada en un sillón, se achicaba con cada segundo que transcurría, se volvía difusa hasta reducirse a una mancha lejana, hasta al fin desaparecer.

Mientras conducía de regreso a mi hogar, más allá de lamentar el dolor de Benjamín, sentí una paz muy grande. Tan solo deseaba decirle a mi nueva pareja cuánto lo amaba, cuánto deseaba vivir mi vida con él, abrazarlo, besarlo y hacerle el amor.

También sentí la necesidad de explicarle lo que me acababa de suceder, contarle el vendaval de sensaciones que me sacudían por dentro, pero obviamente no podía hacerlo. Hay secretos —preciados, íntimos, tal vez reales, tal vez irreales— que jamás se deben confesar, que deben conservarse por siempre en lo más hondo de nuestra memoria.

Volví a pensar en Benjamín. En ese niño pequeño y lloroso que minutos atrás me había rogado por las migajas de mi amor. En ese instante comprendí que los grandes amores no siempre concluyen como edificios, que se derrumban entre explosiones e inmensas nubes de polvo. Los grandes amores a veces languidecen en silencio y en soledad, como el último brillo de una diminuta luciérnaga moribunda.

Ángel de mi guarda

"No te alcanzará ningún mal, ninguna plaga se acercará a tu carpa, porque él te encomendó a sus Ángeles para que te cuiden en todos tus caminos".
Salmo 91 (90) 10-11

"No sé si creo en el paraíso, pero sí creo en los Ángeles".
María Malvo

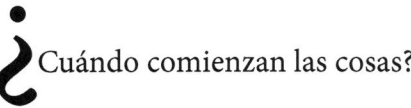Cuándo comienzan las cosas?

¿Cuándo terminan las cosas?

Ya me he hecho estas preguntas tantas veces.

¿Cuál fue el preciso instante en que comenzamos a enamorarnos?

¿Cuál fue el preciso instante en que comenzamos a desenamorarnos?

Los comienzos y los finales son mucho más difusos de lo que imaginamos en primera instancia, y esto bien podría ser aplicable a mi relación con los Ángeles.

Sí, los Ángeles. Aquellos seres de luz.

Mi vida ha sabido transitar otras regiones menos palpables, menos comprensibles a simple vista. Regiones de las que podemos hablar una vez que hemos hecho el trabajo de expandir y abrir nuestra mente, alma y sentidos.

Necesito regresar al principio de ¿cuándo nace mi relación con ellos? No me resulta sencillo precisarlo con puntualidad, pues siento que me acompañan desde siempre, desde el mismo comienzo de mi más temprana niñez.

Desde muy pequeña fui capaz de no solo intuirlos, sino también percibirlos. Me recuerdo a mis cuatro, cinco años, la Pequeña Luciana acostada de noche en la calma de su alcoba, y de pronto me llega una percepción extraña, una sensación de sombras y luces tenues a mí alrededor, como un levísimo murmullo que lograba captar al aguzar el oído. Por fortuna los niños cuentan con la suficiente sabiduría como para no asustarse ante experiencias así, pero por desgracia no cuentan con la información suficiente como para comprender de qué trata aquello. Así que la Pequeña Luciana, en ese tiempo lejano, se limitó a convivir en calma con esas sensaciones que la rodeaban.

Son muchas, demasiadas las cosas que perdemos a la hora de crecer. Una de ellas es nuestra capacidad de percibir, de soñar, de sabernos afines a lo intangible. Es como si las responsabilidades y urgencias a los que nos somete la vida adulta nos obligasen a alejarnos de esa antena que nos conecta con el "otro lado" de los que nos rodea.

En mi caso particular no podría decir que los años apagaron mi antena, pero sí que me distrajeron y dispersaron, que me quitaron de foco, que me obligaron a poner más el norte en las vicisitudes de la cotidianidad que en la magia que late detrás de las cosas. Pero no hay modo de silenciar nuestros impulsos y percepciones cuando estos son poderosos. Y todo ese mundo interior que yo sabía que existía en mí, regresó cuando quedé embarazada. Tal vez no haya sido casual. Un embarazo nos obliga a detenernos, a poner nuestra vida en pausa, a abandonar todo protagonismo y a convertirnos, casi que, de un día al otro, en actores secundarios de la película de nuestra propia vida. Y en mi causa ese momento fue muy beneficioso a la hora de reconectarme con aquella percepción que tanto me había acompañado durante mi niñez. Y esa pausa y quietud a la que me condujo mi embarazo —potenciada por la obligación de guardar estricto reposo durante tantos meses— se sumó mi tristeza. Mi profunda pena ante esos días de incertidumbre en los que ni siquiera sabía si mi hijo lograría nacer, y en caso de poder hacerlo, cuál sería su estado de salud.

Quietud, incertidumbre y pena, una combinación letal que podía derrumbar a tantos.

Pero no fue mi caso, y lo digo con orgullo. No me dejé amilanar por esa alquimia de sensaciones que podría haberme conducido a una depresión profunda, y opté por pedir ayuda, por evitar aislarme, por conectarme con personas que pudieran ofrecerme las respuestas que en ese tiempo de mi vida me estaban haciendo falta. Me acerqué a diferentes iglesias, hablé con curas, con amigas de vida espiritual rica, con psiquiatras… sin embargo ninguno —más allá de la sabiduría y calidez de algunos de ellos— fueron capaces de llenar mi vacío, de contener mis dudas y temores.

¿A quién estaba yo buscando?

¿Qué era lo que yo de veras necesitaba?

No lo tenía del todo en claro, y por eso mismo seguí intentando, buscando, hurgando.

Hoy miro hacia atrás y algo dentro de mí se conmueve, ante la imagen de aquella Luciana embarazada en busca de una respuesta que la cobije, que la abrace y la aliente a seguir adelante. Aquella Luciana no buscaba una pareja, no buscaba un trabajo, no buscaba dinero. Lo que aquella Luciana buscaba con ansias era un faro, un horizonte luminoso que la orientara y guiara, pero por sobre todo que la enriqueciera, que la hiciera sentir espiritualmente plena y dichosa.

No recuerdo bien cómo —son tantas las cosas que nos llegan de modo misterioso en el momento exacto de nuestras vidas, ni antes ni después—, la cuestión es que un día recibí la información de unas meditaciones que se realizaban en un sitio holístico o espiritual, era una casa decorada con muchos Ángeles como si fuera su casa.

¿Una Casa de Ángeles?

Sí, así era ese lugar. Y algo, desde lo más profundo de mi interior, se sintió atraído por esa casa. Intuí, percibí, que ahí podía haber una cuerda que vibró en mi sintonía, así que fui a aquel lugar.

Resultó ser una casona en la que se realizaban diferentes actividades y cursos de tipo espiritual. No soy necesariamente afín a esos sitios, pero tampoco tengo nada en contra, pero allí había *algo* que me atraía. Una vez que me informé tuve la sensación de que el curso que más se acercaba a lo que yo buscaba era el de Meditación.

Muy poco más tarde, y una vez que me explicaron detalladamente en qué consistía el proceso, me hallé en un salón, ante una mujer que hacía las veces de guía y un grupo de desconocidos, preparada para hacer mi primera experiencia de meditación.

Supuse que nada trascendente me sucedería durante ese primer intento. Tras quitarnos los zapatos y calzarnos unas babuchas, se dio comienzo a la meditación. Mientras la guía nos pedía con voz suave que por favor respiráramos profundo y nos relajáramos algo en mí pareció explotar, fue como si un gran tanque que había acumulado líquido por décadas de pronto se quebrase. Entonces se apareció ante mis ojos una película en la que vi a una señora muy bien vestida que se encontraba deprimida al punto de querer suicidarse.

—Ahora —la guía con voz tranquila y suave— nos enfocamos muy lentamente en nuestro corazón…

Yo, la "nueva", la recién llegada, ya estaba a años luz de allí, totalmente elevada, sin poder dejar de ver a aquella mujer sufrida, a la que de a poco comenzaba a rodearla una gran aureola de sangre.

¿Quién era esa mujer?

¿Cómo debía yo interpretar esa imagen que de tan vívida parecía real?

Cuando la aureola de sangre crecía y crecía hasta volverse un mar de sangre, comencé a vislumbrar una luz blanca y potente que inundó todo en su destello cegador. Fue en ese momento cuando escuché a la señora decir:

—Por fin… por fin salí de todo esto.

Y vestida de blanco y rodeada de Ángeles, sonreía en paz.

Llegó el final de esa sesión de meditación y la Guía nos solicitó a todos los integrantes del grupo que lentamente abriéramos los ojos.

Me supe consternada. Nada de lo que había vivido era un sueño. La visión de esa señora había sido real, tan real como el sonido de su voz que seguía resonando en mis oídos.

Pero aún faltaba algo más extraordinario: mientras todos los integrantes del grupo nos sacábamos las babuchas de los pies para volver a calzarnos los zapatos, una señora a mi lado comenzó a hablarme. De tan compenetrada que yo seguía de mi meditación no logré prestarle atención a lo me qué decía, pero sin dudas que me hablaba a mí. Cuando la miré…

No, aquello debía ser una confusión.

Pero no, no lo era. Lo que veía era real.

¡La mujer sentada a mi lado era la señora de mi sueño!

Eso no podía estar sucediendo. Fue tanta mi sorpresa que se me heló la respiración.

Por lo tanto, hice lo que los seres humanos solemos hacer cuando se nos hace difícil encontrarle la explicación a algo: mentirnos, engañarnos a nosotros mismos, inventar elucubraciones equivocadas que nos alejan de la verdad. Me dije a mí misma de que de seguro esa señora habría estado allí cuando yo llegué, que mi memoria la había recordado, y que mi mente la había traído de regreso durante la meditación.

Para mi intranquilidad y sorpresa no fue así. Tras la meditación la Guía nos sirvió un tecito a los participantes., y yo aproveché esa pausa para acercarme a la señora. No sabía si contarle o no lo que me había sucedido. Así que me limité a preguntarle si le había agradado la experiencia de la meditación.

—Sí —me dijo de modo amable—. Solo lamento no haber podido concentrarme todo lo que hubiese deseado.

—Qué pena. ¿Qué le sucedió que no logró concentrarse?

—Llegué tarde.

Se me volvió a helar la respiración.

—¿Usted llegó cuando la meditación ya había comenzado? —pregunté ansiosa.

—Exactamente.

¡La señora había llegado tarde! Por lo tanto… ¡yo no había tenido modo ni de verla, ni de reconocerla, ni de recordarla!

De repente noté que la señora se hallaba preocupada, apagada. Su gestualidad y lenguaje corporal la delataban. Y algo en mi interior me indicó que mi visión durante la meditación no debía haber sido en vano, que yo debía ayudarla, alentarla, ofrecerle una voz de aliento. Y le dije:

—Si usted no se lo toma a mal quisiera poder decirle algo.

Ella me observó con ojos tristes.

—Sí, la escucho.

—Quiero decirle que no se preocupe. Todo va a estar bien. Le aseguro que de a poco sus cosas empezarán a mejorar y al final logrará ver una luz en el camino.

Continué diciéndole cosas bonitas. Esa era mi responsabilidad en aquel momento, y así lo hice. Y ella rompió en llanto, y yo también lloré, y de pronto nos encontramos ambas abrazadas en un llanto que nos hermanaba.

Obviamente no me había equivocado a la hora de asistir a aquella casa llena de Ángeles. No había sido el azar el que me había conducido a esa casa, yo había llegado allí con un fin. Había llegado el momento de retomar contacto con una faceta de mi vida que había abandonado: la espiritualidad. Y ese sitio era, evidentemente, el más adecuado y el que yo precisaba.

Las meditaciones se realizaban dos veces a la semana, pero mis labores de madre primeriza y reciente me permitían asistir solo los martes. A ese tiempo tan rico lo acompañé y potencié haciendo una actividad que me resultó enriquecedora: escribir un Diario de Meditaciones, en el que fui dejando constancia de cada cosa que me sucedía, de cada experiencia que fui atravesando, por ejemplo:

"… hoy estuve con el Arcángel Miguel que me enseñó cómo aceptar la situación que me acongoja por estos días…"

"… Hoy logré saber cuáles Ángeles me acompañan en este caminar … sentí a Uriel cuando…"

"… hoy aprendí cuál es el mejor modo de entregar mi amor sin rencor, y de perdonar como una manera de soltar y de liberarme de las cadenas que me ataron por tanto tiempo a…"

Cada tarde en aquella casa, era tanto un desafío como una invitación a lo desconocido. Era abrir una puerta que no sabía a dónde podía conducirme. En cada meditación la guía solía entregarnos una consigna, como podría ser:

Hoy vamos a trabajar con el Arcángel Miguel sobre la aceptación.

Me preocupaba por focalizarme en aquella situación que nos proponían, y tardé muy poco en descubrir que mi potencial era grande, tan grande como todo lo que todavía me quedaba por aprender y explorar.

Hay lugares en la vida que hacen las veces de catalizadores, que son como enormes y verdes praderas que se tienden ante las manos de un pastor. Sitios que nos ofrecen la posibilidad de desarrollar y expandir nuestras capacidades, nuestros dones. Eso es lo que aquel lugar fue para mí. Allí dentro no hubo día que para mí no haya resultado una enseñanza y un aprendizaje. Muchas veces incluso llegué al punto de conectar con determinado ángel y recibir una información que excedía mi capacidad de comprensión, como si yo fuese capaz de expresarme con mil palabras y de un momento a otro comenzase a comunicarme con personas dueñas de un lenguaje infinitamente más complejo. Pero nada de eso me amilanaba, al contrario, aquello me incentivaba, me alentaba a mejorar, a expandir mis sentidos y capacidad sensorial. En fin, Luciana al fin había vuelto a entrar en contacto con aquella receptividad, con aquella antena que había dejado de lado al abandonar su niñez. Los Ángeles podían volver a encender sus luces a mi alrededor, así como lo habían hecho tantas veces durante las noches de mi niñez, que la Luciana adulta no se asustaría. Es más, los recibirá con mis brazos y alma abiertas de par en par, pues ahora yo estaba de vuelta en condiciones de recibir y comprender su gracia.

Durante ese tiempo experimenté momentos mágicos que atesoraré por siempre en mi alma. Recuerdo, por ejemplo, las noches en las que me acostaba para dormir junto a mi bebé. Hay pocas experiencias más bellas en la vida. Me acomodaba a su ladito para no aplastarlo, apagaba las luces, y me queda junto a él esperando que se durmiera. Lo acariciaba con suavidad, le murmuraba cosas bonitas, y le cantaba muy por lo bajo canciones de cuna que yo misma componía, melodías dulces que solían girar en torno a Ángeles. Antes les dije que era una experiencia bella. Sí, lo era. Pero decir "bella" tal vez no sea suficiente. Aquel era un momento encantado, mágico. Era como si nuestras respiraciones y almas se uniesen en una. Y en tanto yo le cantaba con una cadencia suave que tenía algo de canción, de poesía y también de rezo:

> *... los Ángeles te acompañan,*
> *Miguel de mi corazón*
> *y tú bailas con ellos en derredor de la luna,*
> *entre miles de alitas blancas,*
> *de Ángeles que sueñan sueños de amor y algodón...*

Y comenzaba a ocurrir la magia: alrededor nuestro, de modo casi imperceptible, y después de modo más fuerte, comenzaba a brillar una luz, una luz que nos envolvía y amparaba. Y ambos nos arropábamos en ella hasta deslizarnos suave en un sueño de amor.

Hubo ocasiones en los que nuestra guía del curso de Ángeles nos hablaba de ciertas experiencias de un tenor similar a esta que acabo de relatarles. En esas ocasiones yo les contaba que comprendía muy bien de qué hablaban porque a mí me había sucedido. O la Guía nos contaba que en los Ángeles hasta son capaces de rozarnos una oreja con una de sus alas, o que es posible percibir cierto calor en determinada parte nuestro cuerpo producto de la cercanía de alguno de ellos, y yo comprendía muy bien de qué hablaban.

—¡Sí! —decía yo entusiasmada—. A mí me ha sucedido.

Y me daba cuenta de que a alguna de mis compañeras poco les agradaba escucharme decir eso, pues creían que exageraba o no decía la verdad. Sin embargo, yo no mentía. Yo había percibido esas manifestaciones a mí alrededor e incluso sobre mi propia piel.

Pese a que las meditaciones eran lo que más me interesaba, allí también tomé otros cursos. Uno de los más interesantes, y que más influyó en mí fue el de las canalizaciones. Previo a comenzar ese curso debí comprar un oráculo, y me llevó poco tiempo ser capaz de extraerle buena parte de su potencial. Yo le decía a la gente:

—Piense en una pregunta.

Y yo era capaz de dilucidar qué estaban pensando. Sí, tal cual lo digo. Sé que no es sencillo de comprender, pero fue así lo que me sucedió, y eso lo pueden asegurar todos quienes me acompañaban en ese momento: mi familia, mis amigos…

Al comienzo lo viví como un juego magnífico. Me sentía en cierto punto poderosa, yo sabía que aquella información me la proporcionaban los Ángeles, y me enorgullecía de ser capaz de comprenderlos e interpretarlos, de que ellos me elijan como su canal para comunicarse con otros planos. Pero a partir de determinado momento comprendí que debía apaciguarme, pues nada de eso era ni un juego ni un entretenimiento. Aquello era un privilegio y yo no debía abusar de él ni faltarle el respeto utilizándolo para cuestiones menores. Si era cierto —y yo sé que lo era— que los Ángeles me habían elegido, yo debía tomar ese privilegio como una cuestión sagrada, y no como un motivo de risas y diversión. Hoy comprendo que esa elección, fui yo quien decidió tomarla, ellos siempre están, simplemente llamo a mis Ángeles y escucho atenta sus mensajes de luz.

¡Más adelante hice un curso sobre el perdón con una maestra nueva y muy especial. Aquella también fue una experiencia de mucho aprendizaje, pero también de mucho dolor. Incorporar elementos nuevos a nuestra vida puede ser tan enriquecedor como duro. Éramos muchos en ese curso, y la Guía nos invitó a colocarnos en un gran círculo. El objetivo, tal como el nombre del curso lo indicaba, era ser capaces de perdonar a quien nos ha hecho daño. Perdonarlo como un modo de dejarlo partir, como una manera de liberarnos del peso de la ofensa que cargamos sobre nuestros hombros. Ser capaces de inclinarnos sobre el suelo para liberarnos del dolor, de la angustia, de la rabia que nos nubla el espíritu y nos impide conectarnos con lo luminoso del mundo. De más está decir que una cosa es escribirlo y otra atravesarlo. Y era mucho lo que yo debía perdonar. ¿A quién? Ustedes, como buenos lectores que son de estas páginas, lo saben muy bien: al padre de mi hijo. El peso de sus ofensas por momentos me doblaba el cuello, y me obligué a mí misma a descargarlas, a librarme de ellas. Por supuesto que lo hice por mí, pero también lo hice por él, y por sobre todas las cosas lo hice por Miguel, que no tenía por qué soportar rencores de los que no tenía ninguna culpa. Lloré mucho durante ese curso. Mucho. Parecía poseída de tanto que lloré y grité. Incluso llegué al extremo de sentir que el Arcángel Miguel y Uriel me sostenían y me indicaban que yo de veras había tomado el camino adecuado, y que definitivamente debía hacer el esfuerzo de soltar el peso que soportaba sobre mis hombros. La sensación de cercanía de ellos era tan poderosa que mientras tanto también me consentían y me daban palmaditas en la cara. Si abría los ojos era capaz de ver delante de mí tanto a la Guía y sus ayudantes, pero me bastaba con cerrarlos para volver a tenerlos a ellos junto a mí, guiándome y ayudándome a liberar tanta carga, tanto rencor acumulado.

Ese día resultó un quiebre, no solo porque gracias a los Ángeles conseguí quitarme de encima aquel lastre de desilusión y resentimiento acumulado, sino porque a partir de ese momento comencé a tener un diálogo franco con ellos. Fue como si todas las barreras que dificultan la comunicación entre un mundo y otro se hubiera derrumbado, y ellos los que hubieran pasado a ser, algo así, como buenos amigos que me acompañaban a cada momento. Sucedían cosas entre maravillosas e insólitas como que durante un viaje en mi carro yo les decía:

—Ustedes se portan bien y me protegen, por favor.

Y ellos respondían:

—Aquí no hay órdenes, Luciana. Tú tan solo pide que nosotros después veremos qué hacemos.

Sé que no es sencillo de comprender, pero de veras que así era. No debo amilanarme ante la posibilidad de que alguien dude de mis palabras o no me crea. Yo me siento en paz y orgullosa de haber podido ser bendecida con este privilegio, con aceptar en esta creencia, con arraigarme a esta iluminación para el camino en este plano, y dentro de mi plan divino hace parte el contarlo y compartirlo, y después cada uno de ustedes sabrá de qué modo interpretar y asimilar mis palabras. Hay personas que encuentran un vaso de agua en el camino y lo tiran a un costado. Hay otras que lo recogen y lo beben para saciar su sed para después seguir caminando con mayor ímpetu. Yo aspiro y sueño con que la transmisión de mis experiencias sea un vaso de agua fresca y cristalina en el camino de cada uno de ustedes. Comparto esta historia porque sé que no soy la única que ha atravesado situaciones de este tipo. Muchos, ante una experiencia así se asustan, o se retraen, o callan por temor a ser tildados de locos. Pero no es así. Tener la fortuna de vivir episodios de este tipo, es una gracia que debe ser recibida con agradecimiento y responsabilidad, y de ser posible, debemos trabajar para poder desarrollar estos dones, para así abrirnos todavía más a las bendiciones que nos fueron entregadas.

Pero mi comunicación con los Ángeles, así como podía ser muy fluida, también podía interrumpirse de modo súbito. Me bastaba una noche de tragos para perder contacto con ellos. Una vez que pasaba ese momento y regresaba a mi eje, los llamaba y ellos regresaban a mí. Mejor es decir que era yo quien abría esa puerta para sentirlos y escucharlos cerca de mí, pues ellos nunca se han ido de mi lado.

De más está decir que esa casa rodeada de Ángeles se volvió en algo así como un segundo hogar, podía pasarme tardes enteras en ella, con atuendos blancos cada día que me conectaban con aquel vestido de comunión, con aquella inocencia, con la pureza.

—¿Qué clase sigue? ¿Quién dará la meditación de hoy? —preguntaba, y hacia allí iba. Pues todo lo que ahí ocurría estaba en sintonía con mis intereses y necesidades, con mi sed de conocimiento a ese lenguaje nuevo que incorporaba con ansias y devoción. Por ese tiempo me volví una esponja que se informaba, estudiaba e investigaba todo lo que podía en relación a los Ángeles. A fin de cuentas, ellos me habían entregado una información, y era mi obligación desarrollarla hasta su máximo potencial. Nadie debe vivir de espaldas a los llamados que le fueron entregados desde el amor.

Los Ángeles incluso me ayudaron a superar algunas de mis depresiones. Hubo momentos en los que yo me hallaba triste y desilusionada, al borde del llanto, y ellos me decían:

—¿Vas a llorar, Luciana? ¿Otra vez? Cuéntanos por qué.

De esta forma comenzábamos un diálogo en relación a las causas de mis tristezas e inseguridades, y de a poco lo íbamos resolviendo. Incluso el proceso de aceptar la responsabilidad de lo que atravesaba, por ejemplo, las humillaciones y golpes de Mauricio en aquel parqueadero, debía entender mucho más de esa relación y lo que permití para poder hacer el aprendizaje.

Debo confesar que en algún momento llegué a pensar que comenzaba a enloquecer; incluso analicé ese tema con ellos, porque

¿con quién más podía hablar de un tema así? Más de una vez me sucedió, por ejemplo, de conversar con mis Ángeles en voz alta mientras paseaba a Miguel mi hijo, por la calle. Y me pareció que aquello ya era un exceso, que mi "segunda vida" más allá de ser tremendamente enriquecedora, también estaba afectándome la vida cotidiana. Tal vez sea injusto decir que entonces empecé alejarme de ellos, pero sí puedo decir que intenté ponerle cierto freno a mi contacto con ese otro mundo.

A pesar de mi facilidad para contactarme con ellos, muchas veces cometí errores producto de mis inseguridades, soberbia, o falta de fe. ¿A qué me refiero? Todo, absolutamente todo lo que me sucedió en la vida me fue advertido por ellos. Y fueron muchas las veces que los ignoré, que opté por no hacerles caso. Las veces que no supe escucharlos o, mejor dicho: no quise escucharlos. No siempre estamos en condiciones de aceptar la verdad, de recibirla con los brazos abiertos y trabajar sobre ella para encontrarle una solución. A veces es más sencillo cerrar los ojos e ignorarla, negarla. Y en ese momento estoy hablando de un tema en tan particular como delicado en extremo: de los problemas de mi esposo con el alcohol.

Cuando sus problemas con la bebida se acentuaron yo llevaba un tiempo alejada de los Ángeles. Insisto con que no había cerrado mi vínculo con ellos, sino que tan solo había intentado atenuarlo, no volverlo una obsesión. Días previos a nuestro matrimonio, mi futuro esposo se pegó una borrachera enorme y no era la primera; tampoco la segunda o la tercera. Todo lo vinculado a él y el alcohol se nos estaba yendo de las manos, se estaba convirtiendo en un problema inmanejable. Me sentí sola y desamparada y no sabía a quién recurrir. Fue por esos tiempos oscuros que mis Ángeles comenzaron a hacerme falta, precisaba sus consejos y guía. Entonces, sobre todo por las noches, volví a contactarlos, volví a pedirles ayuda y consejo. Para mi tranquilidad ellos atendieron mi llamado, y fueron muy directos, muy sinceros:

—¡Luciana, estás segura de quererte casar con ese hombre? —me preguntaron—. ¿Tú de veras quieres aprender con dolor?

Yo dudé, no sabía qué responderles... ellos continuaron:

—Porque el sendero que te tocará recorrer será duro. No te será sencillo ser feliz a lo largo de ese recorrido.

Les respondí que amaba a ese hombre, que por fin sentía el amor de pareja, que juntos la pasábamos muy bien, que teníamos sueños en conjunto, que la vida me lo había puesto en mi camino y que sentía que esta vez no me equivocaba, quería gritarles cuan enamorada estaba. En fin, me auto justificaba, y también lo justificaba a él ante ellos. Agregaron:

—Nosotros te estamos advirtiendo que lo que te espera será duro. También te decimos que aún estás a tiempo de elegir, de rectificar el camino. Pero la elección es tuya. Solo tuya.

Elegí.

Lo elegí a él.

Sí, a él. Con todo lo que ello implicaba.

Conversé con mi esposo pocos días antes de nuestro matrimonio. Le dije que tenía un problema con el alcohol, y que debía ser capaz de verlo, de aceptarlo, y que también debía tener la fortaleza de hacer el esfuerzo de dejar ese vicio atrás. Que no sería sencillo, pero que me tendría a su lado, y que juntos seríamos capaces de lograrlo.

A partir de allí las cosas parecieron encarrilarse, como si por primera vez estaba consciente de lo bravío que era el mar que estábamos navegando. En ese mar embravecido podía naufragar, no solo nuestro futuro matrimonio sino también su vida. Sin embargo, algo en mi interior me insistía una y otra vez con que debía suspender el matrimonio, que ese no era el momento correcto para dar semejante paso.

¿Qué hacer?

Dudé hasta último momento.

¿Debía hacerle caso a los Ángeles y dar marcha atrás?

¿O debía seguir adelante?

Opté por casarme. Y a mi decisión de casarme se sumó otra cuestión: pese a que yo respetaba y amaba a mi futuro esposo, muy poco me importaba el matrimonio como institución. De no funcionar lo nuestro yo sufriría por la disolución de nuestra relación, pero muy poco me importaría la disolución de nuestro matrimonio.

Así que hablamos muy seriamente antes de casarnos. Él se comprometió a dejar el alcohol tras nuestra luna de miel. Y así lo hizo. Es más, así lo hicimos. Porque cómo ayudarlo en su recuperación si yo seguía tomando. Después de la luna de miel, ambos estuvimos seis meses sin probar un solo trago. Todo transcurría de la mejor manera e incluso llegué a decirle a mis angelitos:

—¿Lo ven? ¿Qué me dicen? Esto aún se podía arreglar.

Mi vida y experiencias siempre han sabido decirme que las cosas no son lineales, aunque por momentos lo parezca, y que los vericuetos y pasajes extraños son parte ineludible de mi destino. Jamás pensé que los vicios terrenales eran más fuertes que los propósitos personales.

Amar y ser amado

"Es mejor haber amado y haber perdido que jamás haber amado".
Alfred Tennyson

*"El amor es una bella flor, pero hay que tener el coraje
de ir a recogerla al borde de un precipicio".*
Sthendal

"El amor se hace más grande y más noble en la calamidad".
Gabriel García Márquez

¿Cómo llegan los amores a nuestra vida?

¿Quién los trae a nosotros?

¿Cómo?

¿Por qué?

¿Hay un plan detrás de lo que no vemos, o es todo fruto del azar?

Son preguntas que me hago a menudo. Por supuesto que para algunas de ellas no tengo respuesta, pero sí creo que la vida teje una trama de situaciones ante nuestros propios ojos, que se esconde un plan detrás de las cosas y los hechos. Un plan ya trazado en el que a veces somos simples espectadores, y otras veces somos protagonistas y constructores.

Al que sería el hombre de mi vida lo conocí durante un viaje de trabajo en Cartagena. Una amiga que cumplía años me invitó a tomar algo junto a sus compañeras de trabajo. Fuimos a un pintoresco bar de la Plaza de Santo Domingo. Aquella Plaza siempre me fascinó: los templos cercanos, su ambiente de cafés y restaurantes típicos, la palanquera con su totuma rebosante de frutas, la estatua de Botero, el aire del Caribe... todos los ingredientes que le aportan una mística que la vuelven única. Al tiempo de llegar al bar al que me citó mi amiga, la Plaza quedó de inmediato en el olvido y solo tuve ojos para un hombre que conversaba en la barra con una mujer. Algo tenía ese hombre, algo abstracto que lograba atraerme de un modo inexplicable. En un momento incluso pasé justo detrás suyo y noté que desprendía un aroma delicioso, irresistible.

—¿Quién es este hombre?, le pregunté de inmediato a mi amiga.

Ella me respondió de inmediato:

—Ni se le ocurra fijarse en ese tipo!

—¿Por qué?

—Está recién divorciado y esa mujer con la que habla es súper problemática. No cuente conmigo para saber más de él, que no le conviene.

Pese a las palabras de mi amiga me quedé observándolo con interés. Algo me dijo que tal vez mi amiga no estaba en lo cierto, que ese hombre era valioso, y que algún día, en otro lugar, la vida me permitiría conocerlo y descubrirlo.

Esa noche me quedé en ese bar conversando y tomando algunos tragos, y tras una hora me retiré, ya que al día siguiente me esperaba un largo día de trabajo. Mientras caminaba de regreso al hotel era inconsciente de que algo acababa de nacer, de que ese pensamiento mío de una hora atrás, ese deseo de que tal vez volvería a ver a ese hombre se volvería realidad. Muy pronto se volvería realidad.

Meses más tarde, y ya de regreso a mi vida cotidiana en Bogotá, una amiga me dijo que tenía a una persona para presentarme.

—¿De qué hablas? —le pregunté confundida.

—¿De qué hablo? ¡Hablo de presentarte a un hombre! No puedes pasarte el resto de tu vida cuidando a tu hijo.

Pese a que me mostré poco interesada, ella me comentó que esa persona era divorciada y que tenía una hija de aproximadamente de la edad de mi hijo.

—Te aseguro que es ideal para ti, Luciana. Hazme caso y no lo dejes pasar.

Pese a que yo le dije que no, que gracias, ella me insistió con que ese hombre era la persona adecuada para mí. Fue tanta su insistencia que al fin cedí, pero le dije que no quería una presentación de pareja ni nada por el estilo, le dije que el día que hubiera alguna reunión de amigos lo trajera, así tendríamos oportunidad de conocernos de un modo relajado y natural.

Tiempo después, me llamó para invitarme a tomar algo por la noche en un bar en el parque de la calle 93.

—¡Vamos, Luciana! ¡Paso a recogerte a las diez en punto! Y prepárate, porque en el bar estará ese guapo del que te hablé.

Por esos meses yo estaba muy dedicada a mi hijo Miguel, así que la idea de salir de noche para conocer a un hombre me pareció una autentica excepcionalidad. Casualmente esa vez estaban en casa dos amigas que, cuando les conté lo que estaba a punto de hacer, se entusiasmaron aún más que yo y me ayudaron a maquillarme y a escoger la ropa adecuada. En un momento llegó a haber como diez vestidos diferentes tendidos sobre mi cama, y ellas me sugerían cambios de vestuario como si yo fuese una muñeca. Fue como si por una hora hubiera regresado a mi piel, aquella Luciana Princesa de las fiestas de mi niñez y adolescencia. Recuerdo haberme cambiado y descambiado más de diez veces hasta dar con el aspecto adecuado.

—¡Vamos, Luciana! —me decían mis amigas dando pequeños saltitos de alegría—. ¡Estás a una hora de conocer al hombre de tu vida!

Una vez que terminaron de arreglarme me miré al espejo. Se me notaba el cansancio en los gestos tras tantos largos meses de desvelo en el cuidado a Miguel, pero estaba bella y así me sentía. Me llenó de felicidad darme cuenta que, pese al tiempo transcurrido, aún quedaba en mí algo de aquella Luciana Princesa de años atrás.

Cuando sonó el timbre y salí a la calle pensé que allí estaría mi amiga, sin embargo, me encontré con otra cosa.

—Mucho gusto, soy Santiago —me dijo un hombre que me tendió la mano con suma cortesía.

Tras saludarlo confundida, le pregunté en dónde estaba mi amiga. Explicó que ella nos esperaría en el bar en el que nos encontraríamos más tarde y de inmediato me señaló su auto. En la parte trasera había otra pareja. Caíste en la trampa, Luciana, pensé mordiéndome un labio, sucedió lo que no querías: noche de parejas.

Ese hombre que tenía delante de mí era el mismo que yo había visto en Cartagena. Sí, el mismo. En ese momento, entre los nervios y la sorpresa ante la ausencia de mi amiga, fui incapaz de notarlo. Varios meses más tarde logré unir los lazos para poder comprenderlo. De todos modos, más allá de que yo lo haya o no notado, la vida ya se estaba encargando de tejer su bienvenida a tramas de inevitables y milagrosos bordados.

Subí al carro, y mientras me saludaba con la pareja ubicada en el asiento trasero, Santiago se quedó afuera hablando por teléfono. Me llevó muy poco para darme cuenta que discutía con su ex mujer en relación a su niña. Lo mismo que me sucede a mí, pensé haciendo una mueca. Al fin él subió, hizo una mención en relación a que su ex esposa lo estaba enloqueciendo con la crianza de su hija y arrancamos. Lo que más me llamó la atención durante el viaje fue que Santiago era muy guapo, y… había algo más. Ese algo más era que olía delicioso, y que aquel aroma —una magnética alquimia a hombre y cuero— me recordaba a una fragancia que alguna vez yo ya había percibido, pero… ¿dónde?, ¿cuándo?

Una vez que llegamos al bar nos unimos a un grupo grande de gente, entre los que estaba mi amiga, a la que de inmediato le reclamé que no me hubiera venido a buscar.

—Discúlpame, Luciana, entre una cosa y otra se me fueron las cosas de las manos, pero dime —me dijo con una sonrisa que desbordaba picardía—: ¿qué te ha parecido el chofer que te conseguí?

Me hice la desentendida, la disculpé por no haber venido a buscarme, y la noche siguió su curso.

La velada transcurrió como si nadie existiese a nuestro alrededor a excepción de "mi chofer" y yo. Nos la pasamos conversando, riendo, bailando y tomando alcohol toda la noche, como si nos conociéramos de toda la vida. Santiago parecía contener en su mente y cuerpo todo lo que yo buscaba en un hombre. Al final me llevó a mi casa, y pese a que él insistió con seguir la fiesta yo me negué. Ya había sido suficiente para una noche, o, mejor dicho: para una primera noche. El hechizo estaba por terminar y la Princesa Luciana debía volver a su vida cotidiana. Sin embargo, algo acababa de cambiar, algo acababa de nacer. Y ese "algo" tendría consecuencias —favorables y desfavorables— que virarían el curso de mi vida con la fuerza de un tornado.

Al día siguiente desperté pensando en Santiago, no quería otra cosa más que volver a verlo. Para mi decepción, en todo el día, él no me llamó. Mi ansiedad era grande, no sabía qué hacer. Deseaba con toda mi alma llamarlo, pero sabía que no debía hacer eso, debía evitar mostrarme como una adolescente ansiosa. Para mi tranquilidad Santiago se comunicó conmigo por la noche, y me comporté con naturalidad, como si su llamado apenas me importase.

—¿Te puedo ver ahorita? —me preguntó.

Contuve mis ganas de gritar que sí, y me limité a un relajado:

—Ehh… bueno, está bien… veámonos.

Pasó a buscarme a la casa y apenas subí a su auto nos saludamos con un beso apasionado.

Ese hombre de verdad me gustaba, ese hombre sería especial en mi vida.

Algo me decía que lo sería.

Esa noche nuestras obligaciones de padres nos impidieron hacer mucho más, y yo no quería que mi pequeño me viera con otro hombre, así que nos despedimos tras acordar encontrarnos para almorzar al día siguiente.

Almorzamos rico y pasamos la tarde juntos recorriendo los alrededores de un centro comercial entre conversaciones, tragos y miradas cómplices. Era obvio que no solo nos atraíamos mucho, sino que teníamos muchas afinidades en común.

Tomamos la costumbre de vernos a menudo y después de algunas semanas nos animamos a dar el paso siguiente: salir también con nuestros niños. Íbamos al parque, a tomar helados, a pasar la tarde en la Cabaña Alpina…, y era una felicidad descubrir que mi hijo Miguel y su hija Ana —de edades casi similares— también tenían buena química entre ellos. Los fines de semana en que los niños se quedaban con nuestras ex parejas nosotros pasábamos las noches juntos y también salíamos a bares, a fincas de amigos, y disfrutábamos de fiestas interminables. Así fueron pasando los meses, entre fines de semana familiares y fines de semana de fiesta; mientras nuestra relación crecía y crecía. Nuestros hijos se hacían cada vez más amigos entre ellos, yo jugaba a las muñecas con su Anita y él al fútbol con mi pequeño Miguel. Nos complementábamos de maravillas, y poco a poco supimos crear una hermosa relación entre los cuatro. Jamás intentamos (por lo menos de modo consciente) cubrir ningún vacío en el otro, tan solo nos acompañábamos, divertíamos y queríamos con felicidad. Y así, casi sin darnos cuenta, fuimos conformando una familia que se amaba y respetaba.

Llegó el día de mi cumpleaños y esa mañana, me invitó a un desayuno; Santiago me anunció que me preparara, pues me daría mi regalo, y entonces sacó de improviso un anillo y me dijo:

—¿Quieres casarte conmigo?

Es cierto que nuestras afinidades nos hacían creer que habíamos compartido juntos media vida, pero la realidad indicaba que nos habíamos conocido hacía apenas tres meses.

—¿Estás loco? —le dije sonriendo—. Hace muy poco que nos conocemos. Yo me siento plena a su lado, pero...

—Pero ¿qué?

—Creo que...

—¡Dime, Luciana!

—Considero que aún es temprano para una propuesta así.

Santiago sonrió y me acomodó el cabello detrás de una oreja.

—Escúchame, Luciana: no estoy loco, y mi propuesta es seria. A fin de cuentas, nos amamos y somos felices juntos. No creo que para casarse se precise más que eso.

Ambos estábamos en lo cierto. Yo tenía razón al señalar que hacía poco que nos conocíamos, y Santiago no se equivocaba al decir que nos amábamos. Así que acordamos comprometernos, dejar que el tiempo siguiera fluyendo, y casarnos a fin de ese año.

Tras dos meses de habernos comprometido decidimos adelantar el matrimonio para octubre, y poco después nos pareció adecuado adelantarlo aún más, para agosto. Llegando abril, Santiago me propuso casarnos en julio. Y en mayo me dijo que lo mejor era casarnos en... ¡junio!

—¡Pero para junio falta apenas un mes! —dije.

—¿Y qué importa?

Era cierto. Eso poco importaba. Lo único que de verdad importaba era nuestro amor, nuestra feliz convivencia, nuestro vínculo que no dejaba de crecer.

Y en apenas un mes organizamos nuestro matrimonio. Yo,

seguramente como respuesta a mi propia historia, deseaba algo diferente a lo usual, deseaba liberarme de todos los cánones establecidos, quería casarme en un sitio en el que nadie jamás se hubiera casado antes, sin protocolos ridículos ni formalidades innecesarias.

—Dime —me preguntó Santiago—, ¿cuál es nuestro sitio favorito de rumba?

Mi respuesta fue inmediata:

—Roasted bar.

—¡Pues casémonos ahí!

¡Y así lo hicimos!

Aclaré que no quería ni brindis, ni champaña, ni bailar el vals ni ninguna de esas rutinas. Él coincidió conmigo con que lo mejor sería hacer todo con nuestro estilo, por lo tanto, comeríamos asadito, bailaríamos vallenatos y festejaríamos sin imposiciones ni obligaciones de ningún tipo.

Sin embargo, hasta la niña más rebelde precisa de una mesa en la cual pueda sentarse a tomar el té, así que pese a mis deseos de un festejo tan poco clásico yo sentí el deseo de que realizáramos una misa de bendición de novios —más no podíamos hacer porque Santiago ya se había casado por ceremonia católica—. En tanto la bendición de las argollas, aunque parezca mentira, la llevó a cabo un primo de mi padre, en una pequeña capilla campestre del lugar del festejo.

Fue recién por esos días, mientras conversába con Santiago acerca de cómo nos habíamos conocido, que comenzamos a unir cabos en relación a nuestros amigos en común, y caímos en la cuenta de que él era aquel hombre del bar de Cartagena que a mí tanto me había atraído, era él.

Sí, definitivamente nos correspondía conocernos, aquello estaba muy bien escrito —y tejido y bordado— en la trama de la historia de nuestras vidas.

Pero nuestra alegría no siempre es la alegría de los demás, la felicidad —a diferencia de la risa— no es un sentimiento que se traslade por contagio. La felicidad es un estado más complejo, con bases, causas y razones más profundas.

¿A qué apunto con esto? A que había una cuestión que unía a aquel desconocido de Cartagena con mi futuro esposo: así como aquella vez en el bar mi amiga me había dicho que no me acercara a ese hombre porque no me convenía, ahora mis amigas me decían que Santiago no era para mí. Cuando les preguntaba por qué, me respondían que no lo consideraban la mejor compañía, que yo con él solo me la pasaba de fiesta, que nos excedíamos con los tragos, y que simplemente no éramos el uno para el otro.

—¿Qué quieres decirme con que no somos el uno para el otro? —le reclamé a una de ellas—. ¿No te das cuenta lo feliz que soy a su lado?

—La felicidad no es estar todas las noches de rumba —fue su seca respuesta.

Otra buena amiga, incluso llegó al extremo de decirme que no vendría a la fiesta pues no estaba de acuerdo con mi matrimonio. Aquello me dolió, por supuesto que me dolió, pero... ¿qué podía hacer para evitarlo?

Para mi decepción, mis padres mantuvieron el mismo tono. A ellos tampoco les causó demasiada gracia la idea de mi casamiento. No comprendieron mi decisión y consideraron que estaba apurando los tiempos sin sentido.

—Papá, mamá... no se preocupen. Después de todo, ¿cuál es la diferencia? ¿Firmar un papel? Relájense.

No les quedó más opción que resignarse. Mucha agua había corrido bajo el puente, ya no era la Pequeña Luciana que ellos aún guardaban en un rincón de su alma. Luciana, para bien y para mal, se había vuelto una mujer libre de amar a quien deseara, y ellos nada podían hacer para hacerme rever mi decisión.

Es cierto que en ese momento esas actitudes no me afectaron demasiado, después de todo yo era feliz junto a Santiago y poco me importaba la opinión de los demás. Una semilla de duda comenzó a germinar en algún rincón oculto de mi alma. ¿Qué eran capaces de ver mis padres y algunas de mis amigas que yo no veía? ¿Serían simples celos ante mi felicidad o de veras yo estaba tomando el camino errado?

Llegó el día del matrimonio, y fue una fiesta de "locos". Todo resultó tal cual lo anhelábamos, la pasamos estupendamente bien, celebramos, reímos, cantamos y bebimos al punto que la novia terminó bailando arriba de las mesas entre los aplausos y los vítores de todos los presentes. Yo me sentía feliz, libre y plena, y deseaba compartir esa sensación de libertad con quienes me rodeaban.

Los festejos no terminaron al amanecer. Al otro día salimos de luna de miel para México —lo que fue una sorpresa, pues yo no sabía el destino de nuestro viaje, Santiago solo me había pedido que empacara mis cosas—. Disfrutamos de una semana en un Resort de la Riviera Maya muy lindo: piscina, mar, arena, sol, alcohol, noches sin fin, amor y pasión.

Pero toda fiesta está destinada a concluir, pues el secreto para que una fiesta sea placentera es que no sea eterna. Nuestra fiesta no era eterna pero ya llevaba demasiado tiempo. Y debíamos regresar a nuestros respectivos trabajos, a nuestras obligaciones, a nuestras responsabilidades de padres. Por lo tanto, al regresar de nuestra luna de miel decidimos ponerle freno a tanta rumba. Sin darnos cuenta nos habíamos subido a un ritmo demasiado frenético, y ya era momento de calmarnos un poco, de regresar a una vida más sana y ordenada. Dejamos el trago, comenzamos a salir menos, a dedicarnos de lleno a nuestros niños, y creo que aquellos que siguieron a continuación fueron algunos de los mejores meses de mi vida, los cuatro conviviendo felices en un marco de amor, paz y entendimiento.

Mi felicidad era inconmensurable. Había sufrido mucho en mis relaciones anteriores, y ese fracaso por momentos me pesaba en los hombros. Descubrir que mi matrimonio se volvía día a día una casa sólida me llenaba de orgullo y tranquilidad.

Un año más tarde Santiago me propuso ser padres.

Igual que la vez que me propuso casarnos, de nuevo, fui yo quien dudó:

—¿Estás seguro? —pregunté.

—Estamos bien, Luciana. Somos felices, nuestros niños crecen sanos y fuertes, nuestros trabajos funcionan, no tenemos problemas. Este es el momento adecuado.

Era cierto lo que él decía, mi único temor era que no quería volver a "fallar" como en mi experiencia anterior. En esta ocasión se lastimarían más corazones, no solo el mío. Sin embargo, el desafío y el sueño valían la apuesta. Era innegable que contábamos con todo el amor, la confianza y las seguridades que hacen falta para animarnos a ser nuevamente padres.

Dejé de cuidarme, me hice los exámenes correspondientes y calculé mi ovulación, y una noche en la que dejamos a los niños con sus respectivos padres, organizamos un fin de semana de amor en un bello hotel con buena música, comida y bebida deliciosa. Fuimos tan felices y nos amamos tanto que al terminar ese fin de semana ambos estábamos convencidos de que ya "habíamos hecho el bebé".

Sí, así de simple, así de soñado, así de mágico.

Dos semanas después, estando yo en Medellín por cuestiones de trabajo, comencé a sentirme algo mal. Mis compañeras se habían venido a mi cuarto en el hotel a beber y divertirse; yo, convencida de que estaba embarazada, preferí no probar ni una gota de alcohol. A la mañana siguiente desperté con nauseas, así que fui a una farmacia a comprarme la prueba de embarazo, y efectivamente, salió positiva. Como habían pasado apenas quince días de aquel fin de semana de amor, preferí reasegurarme y comprar otra prueba de embarazo. Volvió a salir positiva.

Decidí anticipar mi regreso a Bogotá.

Al otro día en la mañana, pasé a buscar a Santiago a su trabajo y le pedí que me acompañara a comprar algo.

—Sí, mi amor —dijo él—. ¿Dónde quieres ir?

—A comer algo en el Café Tostón

—¿Café Tostón?

—Sí, vamos. ¡Acompáñame!

Al llegar, él se encontró una mesa arreglada con un desayuno espectacular, un muñeco para él, y una tarjeta gigante que decía:

¡FELICIDADES! ¡PRONTO SERÁS PAPÁ!

No es necesario aclarar que yo había pasado por el café una hora antes a preparar todo. En ese instante a Santiago la emoción no pareció caberle en el cuerpo y se puso a llorar. Nos abrazamos y besamos, sabiéndonos dueños del secreto más bello del mundo. El embarazo era obviamente incipiente, así que acordamos no decirle nada a nadie, y tras desayunar nos fuimos para la clínica a hacernos el examen de sangre. Allí, y para que nuestra alegría fuera todavía más plena, me confirmaron que tenía dos semanas de embarazo.

Nuestras vidas, están conformadas por valles, cumbres y caídas. Tal vez esos minutos tras anunciarle mi embarazo a Santiago hayan sido la cumbre —por lo menos hasta ese momento— de nuestra relación. De ser posible hubiera optado por detenerme en ese instante, parar las agujas del tiempo en ese momento y saborear aquella felicidad por siempre. Pero las agujas siguen su curso, el tiempo jamás se detiene, y muchas veces después de toda cumbre… llega la caída.

Nuestra caída sería profunda y dura.

Nos dejaría heridas de las que dejan cicatrices.

De esas cicatrices que dejan la piel tajeada para siempre.

Organizamos una comida familiar para contar la noticia a nuestros padres. Las cosas no sucedieron tal como las imaginamos, y una vez que les dimos la hermosa novedad... ellos se desilusionaron. Por lo visto consideraron que yo no estaba lista para tener un nuevo hijo, y mucho menos con Santiago, al que seguían viendo como a un hombre demasiado relajado y poco afecto a las responsabilidades, apenas un irresponsable toma tragos. Pese a que los padres de él se mostraron algo más comprensivos, tampoco mostraron la felicidad que nosotros hubiéramos esperado.

Fue en ese momento que comprendí que algo fallaba, que las cosas entre Santiago y yo tal vez no eran tan color rosa como yo las percibía. Habían sido varios los amigos que no habían aprobado mi matrimonio, y ahora también nuestros padres consideraban que mi embarazo no era una buena noticia. Pude haberme enojado ante esa actitud de fría distancia, pero tomé otro camino y comencé de nuevo a hacerme la pregunta: ¿qué son capaces de ver todos ellos que yo no?

Me repetí aquello hasta el cansancio:

¿Qué son capaces de ver ellos que yo no veo?

La cumbre de nuestra felicidad comenzaba lentamente a quedar atrás.

Ahora era tiempo de deslizarnos en una pendiente.

Así como habíamos sabido subir muy alto, ahora nos tocaría caer bajo.

Muy bajo.

¿Estaríamos preparados para los golpes que se avecinaban?

La caída

"¿Cómo puedes estar en el infierno, si moras en mi corazón?"
Balián

"Todos los caminos me llevan al derrumbe.
Pero, ¡si el derrumbe soy yo!
¡Si por profundo que sea mi abismo, tengo
dentro de mí otro más horrible!"
John Milton

"Todos llevamos dentro el cielo y el infierno".
Oscar Wilde

En tanto mi embarazo seguía su curso y mi relación con Santiago crecía y los días transcurrían en calma. Pero la vida sabe sorprendernos y suele tener planes que no siempre son afines a los nuestros. De pronto surgió una contingencia que quebraría mi destino en dos: la empresa en la que Santiago trabajaba como ingeniero —una empresa vinculada a la Alcaldía de Bogotá dedicada a la construcción de puentes, túneles y carreteras— comenzó a tener problemas financieros y fiscales. Para sorpresa de todos esos problemas se agudizaron a una velocidad inaudita, al punto que primero se presentó en Convocatoria de Acreedores y a las pocas semanas quebró dejando a un tendal de empleados en la calle. Entre ellos estaba Santiago.

Por supuesto que eran pésimas noticias, sin embargo, nada hubiese sido demasiado grave si la crisis hubiera sido solo laboral. Si algo me enseñaron los años es que los problemas laborales y económicos, de un modo u otro, pueden tener solución si se trabaja con ahínco para solucionarlos. El problema fue que aquella situación tocó seriamente a alguna fibra íntima de Santiago.

¿Por qué lo afectó tanto?

Al día de hoy no logro respondérmelo.

Quedar sin trabajo teniendo a una esposa embarazada de cuatro meses no es una situación sencilla para nadie, pero tampoco es razón para derrumbarse. Sin embargo, ese golpe laboral le propinó a mi esposo un golpe de esos que dejan marca para siempre.

Aquella circunstancia provocó un quiebre en Santiago.

Un quiebre que lo llevó a beber.

A beber mucho.

Más de lo que su organismo estaba en condiciones de resistir. Su estado de ánimo y su comportamiento cambiaron y comenzamos a hacer lo que jamás habíamos hecho: discutir y a pelear, y con cada vez mayor frecuencia e intensidad.

Comenzó a beber no solo por las noches sino también durante el día, y comenzó a ser usual verlo borracho a las cinco, seis de la tarde. Su vida comenzaba a caer barranco abajo, y yo no pude y ni supe ayudarlo, en ese momento de mi vida no conté con las herramientas para poder sacarlo de esa situación, a pesar de que fueron muchas las veces que me esforcé por hacerlo entrar en razón. Me entregue una responsabilidad adicional que no me correspondía y sentía culpa de no lograr sacarlo adelante con su alcoholismo.

—Oye, Santiago. ¿Qué te sucede? No puedes seguir con esta actitud, debes cambiar.

Sus respuestas eran llamativamente violentas, cargadas de un rencor que no entendía de dónde provenía. Era un Santiago que Luciana comenzaba a conocer y entonces empecé a responder mi pregunta insistente.

—¡No me molestes! ¡Déjame en paz, carajo! Me decía.

Ante la falta de su aporte económico comenzamos a tener complicaciones con el dinero, lo que me obligó a trabajar más y más. Mientras él se desbordaba en el alcohol, yo me desbordaba en el trabajo. Era como si cada uno de nosotros se refugiase en su droga favorita, pero mientras la mía mantenía a la familia a flote, la suya nos enterraba cada día un poco más. En tanto yo me encontraba atravesando nada menos que un embarazo.

Hoy, viendo la situación a distancia, noto que mis dos embarazos fueron tremendamente complicados. El primero debido a los problemas de salud de Miguel, y el segundo, que debió haber sido un tiempo lleno de paz, resultó una pesadilla debido a los problemas con Santiago.

Los meses de ese segundo embarazo transcurrieron con la lentitud de las peores pesadillas, y al fin nació Valentina, que a Dios gracias llegó al mundo como una beba sana y plena de vida. Rogué porque su arribo fuera un sol que alumbrara la vida de mi esposo, pero no fue así. El nacimiento de Valentina encontró a Santiago en su peor momento, y nada indicaba que él fuera capaz de esforzarse por revertir su tragedia.

El correr de los días confirmó la peor noticia: la empresa de Santiago había cerrado para siempre, ya no habría manera alguna de recuperar su viejo empleo. Sus borracheras constantes me indicaban que era obvio que no estaba en condiciones de encontrar otro trabajo, y nuestros ahorros se evaporaban día a día en tapar huecos.

Siempre me esfuerzo por intentar aprender lecciones aun de los momentos complicados, y a mí ese tiempo duro me enseñó lo frágil que es el mundo que nos rodea, que nadie tiene la felicidad asegurada, y que por más seguros que nos sintamos, siempre estamos caminando sobre hielo delgado. Es extraño, apenas meses atrás nuestras vidas parecían transitar un paraíso. Me bastaba con cerrar los ojos para poder ver a Santiago —un Santiago radiante y pleno de planes a futuro— decirme:

… estamos bien, Luciana. Somos felices, nuestros niños crecen sanos y fuertes, nuestros trabajos funcionan, no tenemos problemas. Este es el momento adecuado para volver a ser padres…

¿Cuánto había pasado de esas palabras?

¿Veinte años acaso?

No, apenas un puñado de meses.

¿Cómo pudimos derrumbarnos tanto en tan poco tiempo?

Nuestras vidas se habían oscurecido tanto que cualquiera hubiese imaginado que aquel encuentro nuestro en el café tostón, cuando le anuncié la noticia de mi embarazo, había sucedido largos años atrás.

Y volvían a mí —como un insoportable remolino de aguijones— las palabras de mis padres y amigas, todos esos consejos en los que me anticipaban que Santiago no era un hombre ni estable ni confiable, que no era la persona adecuada para mí.

Ellos me lo habían advertido. Los Ángeles me lo dijeron. Me lo habían advertido infinidad de veces. Y yo no había sido capaz de escucharlos.

¿Por qué?

En tanto Santiago llegaba a casa cada vez más tarde, y cada vez en peores condiciones. Hasta que una noche llegó a la una de la mañana en un estado deplorable. Siempre traté de mantener a mi pequeño Miguel lejos de la situación, lo entretenía, le jugaba y lo aislaba llevándolo a casa de los abuelos, pero a quien no pude ocultarle esta situación fue a su hija Ana, pues cuando Santiago llegaba a casa no tenía otro lugar de escape que la alcoba de Anita, allí nadie le discutía, su pequeña hija atemorizada intentaba dormir al lado de su padre alcoholizado; solo me quedaba por esperar que Santiago se profundizara y rescatar a una chiquilla llena de miedos y llevarla a dormir a mi lado temblando y con lágrimas en sus ojos. Nos abrazábamos y lloramos juntas muchas noches, muchas. Yo estaba destrozada que me sentía incapaz de animar a Anita, solo nuestros corazones se aferraron entre sí para darnos fuerzas juntas. Ella y yo lo sabemos, nuestras almas también.

Mi desespero y tristeza me llevaron a un límite vergonzoso: lo seguí sin que él lo notara. Para mayor decepción descubrí que Santiago se veía a mis espaldas con una vieja amiga. Ya no había horizonte a la vista, ya no había perspectivas de buscar trabajo, de volver atrás, o de encontrarle una salida a nuestra hecatombe.

Habíamos bajado hasta el sótano del último subsuelo, y al fin mis manos eran capaces de hundirse en la parte más profunda de nuestro pozo de miserias y fracasos. La sensación me provocaba arcadas.

Pero algo en lo más hondo de mi interior me decía que yo no estaba vencida. A mí aún me quedaban el orgullo de saber que debía seguir luchando hasta el final. Tal vez ya no por Santiago, pero sí por Miguel y Valentina. Por ellos dos y también por mí.

Porque si me golpean, me levanto.

Y si me vuelven a golpear… me vuelvo a levantar.

Una, cien y mil veces.

Valentina tendría un año cuando le pedí a mis padres que por favor se quedaran una noche con los niños, pues yo debía solucionar un problema en mi casa. Esa noche, pasadas las doce y Santiago no llegaba. Entonces tomé coraje y llamé a una cerrajería de las que atienden las 24 horas y les pedí que vinieran de urgencia a mi casa, que quería cambiar las cerraduras de la puerta de la casa. Sabía que era una decisión dura, sabía muy bien que acababa de atravesar una línea de la que no habría regreso, pero debía hacerlo. Santiago había traspasado el límite de mi tolerancia y mi paciencia se había agotado. Había soportado muchos eventos y desplantes típicos de una vida entorno al alcohol. El tiempo de soportar y acompañarse había terminado, ahora era el momento de las decisiones extremas. Lo que estaba en juego era nada menos que la salud mental de mis hijos, y también la mía.

Santiago regresó rondando las tres de la mañana en un estado vergonzante. Intentó abrir la cerradura y obviamente no lo logró, así que comenzó a golpear la puerta.

No le abrí.

Golpeó con más y más fuerza.

Y yo no le abrí.

—Usted ya no puede entrar a esta casa —le dije del otro lado de la puerta—. Si insiste llamaré a la Policía.

Entonces él, incapaz de reaccionar, se echó borracho en las escaleras del edificio, frente al departamento. No podía tenerse, no valía por sí solo.

Por la mañana temprano desperté, me cambié y salí del departamento con suma velocidad para no darle ninguna posibilidad de entrar. Allí estaba él, tirado a los pies de la puerta.

Jamás podré olvidar esa imagen. Jamás podré entender cómo un hombre valioso fue capaz de destrozar su mundo de tal modo. No pude dejar de pensar cuán lejos se encuentra cada uno de nosotros de nuestro lado oscuro. Ese lado oscuro con el que convivimos cada día, pero logramos mantener a un lado, escondido, oculto, controlado. Hasta que surge un problema laboral como el de Santiago, un recuerdo mal resuelto de nuestra niñez, una separación o una muerte, y entonces ese monstruo interno despierta con una ferocidad inusitada y se adueña de nuestra mente, de nuestro cuerpo, de nuestra alma. Nos carcome el orgullo y la dignidad hasta reducirnos a un residuo de carne y huesos. A ese harapo al que ahora era mi marido.

Por la tarde volví al departamento, metí todas sus cosas en unas cajas, las saqué a la puerta y le ordené a Santiago que se llevara todo, que se lo llevara ya mismo.

—Ni en mi vida ni en la vida de mi familia hay espacio para el alcohol —le dije con una voz grave que no sabía que tenía—. Recoge todo esto y vete. Vete ahora mismo, que mis hijos no merecen este infierno.

Él recogió todo y se fue.

Tras su partida no pude más. Me supe quebrada desde todos los aspectos posibles. Desde lo físico, desde lo emocional y también desde lo económico. Yo cargaba desde hacía demasiado tiempo con todo el peso de los gastos de la casa, de Miguel, de Valentina, y también de su hija. Entonces le pedí a Santiago que se llevara a su hija y que se la entregara a su madre. Yo amaba a esa niña, a pesar que la familia de Santiago cuestionara ese amor que le entregue a ella; pero no estaba en condiciones de dedicarme a Anita, era una hija más en nuestra familia, pero con una madre ausente y un padre rodeado de prejuicios ¿Cómo podría hacerlo si apenas lograba sostenerme a mí misma? Así que le dije a Santiago que si su madre no aceptaba criarla yo me haría cargo de Anita, pero que hablara con su madre antes de todo. Días después la niña se fue a vivir con sus abuelos. Y por supuesto Luciana muy mal juzgada dentro de la familia de Santiago, tristemente Anita seguía siendo la testigo de esta historia, vista desde todos los puntos y atropellando su inocencia con los comentarios atroces de adultos llenos de ego y rencor.

Los días siguientes me cuestioné más de una vez mi decisión.

¿Había tomado el camino correcto?

Después de todo durante ese período de pesadilla Santiago jamás fue violento conmigo, y era innegable que era un buen hombre; pero su desmotivación, su vagancia y su imposibilidad de ponerle freno a su enfermedad me dolieron como puños cerrados en la boca del estómago. ¿Y qué ejemplo le estaba dando ese hombre a nuestros hijos?

No tenía ya nada que cuestionarme. Había tomado la decisión adecuada. Una decisión dura y difícil, pero adecuada. A Santiago le había dado infinidad de veces todo el apoyo y las oportunidades posibles, ya no tenía nada qué hacer por él, ya no tenía nada qué brindarle. Me entregué entera a intentar rescatarlo, y no lo había logrado. Santiago me cansó, me agotó, me decepcionó de todos los modos posibles que un hombre puede decepcionar a una mujer. Yo no me pasaría el resto de mi existencia peleando por su vida cuando él era incapaz de hacerlo, cuando él ni siquiera se preocupaba por mostrar una mínima cuota de rebeldía que le permitiera escapar de su situación.

¿Que podría pasar?

¿Acaso había algo más?

Tal vez lo peor de todo.

Se me acabó el amor.

Se me acabó por él.

Porque el amor se agota. Se agota como el agua de un estanque.

Y el mío se había agotado.

Y cuando a una mujer se le acaba el amor es difícil que haya marcha atrás.

No es posible seguir sacando agua de un pozo seco.

Santiago había reducido a mi amor por él a un pozo seco.

Y mi familia se acabó.

Tras marcharse de la casa, él empeñó algunas cosas para colaborar con los gastos de los niños, pero yo no acepté ese dinero. Así, no. Tiempo más tarde me dijo que le había salido una propuesta de trabajo en Perú.

—Perfecto —le dije con la voz reducida a un hilo deshilachado—. Vete.

Y se marchó.

Las semanas siguientes no fueron nada sencillas; es más, fueron duras.

Muy duras.

¿Dónde estaba el hombre encantador que conocí en el bar de Cartagena? ¿Dónde? ¿Dónde estás? Mi compañero, el buen amante, el padre de Valentina… ¿Dónde te fuiste, maldito? ¿Por qué huiste?

Lloré. Lloré mucho. Estuve muy mal. Pero haberlo dejado partir fue lo mejor. Comprendí que era tiempo de cambiarle la dirección a toda mi energía desperdiciada. Todos los esfuerzos que yo le venía dedicando a Santiago debía comenzar a volcarlos inmediatamente a los niños y al trabajo.

No había tiempo que perder.

Para mi sorpresa y satisfacción, pocas semanas más tarde noté que mi vida lentamente se ordenaba, los niños recuperaban en parte su ritmo normal, intente hacer de este proceso, una aventura, sin que notaran cambios bruscos, mis negocios crecían y mi economía se enderezaba.

Santiago solía llamar desde Lima relativamente seguido para saber cómo nos encontrábamos, aunque los fines de semana solía perderse. Cuando volvía a llamar lo hacía los lunes por las noches con una voz terrible.

Yo comprendía con tristeza que seguía barranca abajo, que su vida no lograba encarrilarse. En ese instante, ese momento supe que él se hallaba en su punto más bajo, que él ardía en su peor infierno. Porque en Bogotá siempre tendría la posibilidad de contar conmigo, con una casa, con una cama limpia y cálida, pero… ¿qué sería de él en Lima, totalmente solo, sin control, sin la necesidad de disimular ante nadie?

Santiago estaba perdido. Para él ya no habría regreso posible.

Allí me supe, una vez más, una madre soltera. Había vuelto a fracasar tras aquel intento con el padre de Miguel; lo había intentado una segunda vez, y todo se cayó. Porque… ¿qué había logrado con Santiago? Nos habíamos mentido, traicionado, despreciado y degradado. Cada una de esas humillaciones era una estaca en mi alma, una herida que no dejaba de sangrar.

Entonces busqué con desesperación algo a lo que pudiera aferrarme, algo que me ayudara a no decaer, necesitaba seguir creciendo. Es cierto que tenía a mis hijos, tenía a mis padres y a mi trabajo, pero me urgía algo más, algo que me aportara la cuota de perdón y de paz mental que había perdido. Ese "algo" fue la cuestión angelical. Me volqué a la espiritualidad como un modo de brindarle tranquilidad mental a mis hijos y también a mí. Mi vida comenzó a centrarse y sostenerse en tres pilares: mis hijos, mi trabajo y la espiritualidad. Esas eran mis tres columnas, y sobre ellas debía reconstruirme y reinventarme.

Las semanas pasaron unas tras otras, los niños crecían entre juegos, risas, canciones y abrazos y mi trabajo se desarrollaba próspero. En algún momento sucedió un pequeño cambio que me resultó muy significativo, prácticamente un milagro. Poco a poco comencé a notar que Santiago me llamaba todos los días a la misma hora, que su voz era otra, más clara, más limpia, más parecida a aquella que yo le había conocido tanto tiempo atrás. Me preguntaba por mí y por los niños, y se le notaba realmente interesado en nuestra vida. También me contaba de sus días en Lima, del trabajo que había conseguido como ingeniero, que sus responsabilidades y sueldo eran menores a los que tenía en Bogotá pero que se sentía útil, que le hacía bien cumplir un horario y una tarea que le permitiera recuperar cierta estabilidad.

Para mi sorpresa, comenzó a enviarme puntualmente, todos los meses, una suma de dinero para los niños.

¿Sería todo eso señal de que su oscuridad al fin quedaba atrás?

Así lo deseé. Así lo deseé con toda mi alma.

Pero no me permití entusiasmarme, pues aún tenía miedo, mucho miedo. Miedo de engañarme, miedo de quien me había engañado tantas veces, miedo de creer en quien ya no merecía fe alguna.

Pero era innegable que Santiago intentaba mejorar con todas sus fuerzas. Hubo días en los que incluso llegamos a hablar horas enteras por teléfono, era evidente su esfuerzo por volver a ser ese hombre que supo ser, ese hombre que logró enamorarme.

Un día me hizo una propuesta que sería un paso en apariencia menor pero que terminó siendo muy importante: me invitó a viajar a Lima.

—¿Tú quieres que yo viaje a Perú? —le pregunté.

—Tú y los niños.

—¿Para qué?

—Para reencontrarnos. Para volver a vernos las caras. Para darnos otra oportunidad.

No. Yo no aceptaría ninguna nueva oportunidad. Hubo un detalle, nada menor, que me hizo dudar: ese hombre que se esforzaba por renacer era el padre de mi hija, y ambos merecían poder reencontrarse. En el fondo sabía que ese hombre, era el amor de mi vida.

Acepté viajar sin los niños.

Una vez en Lima, me tranquilizó descubrir a un Santiago nuevo. Uno cansado y golpeado como consecuencia del alcohol y que él mismo se habían propinado, pero también un Santiago repuesto y con ganas de darle batalla ante lo que parecía ser un destino escrito. En fin, un Santiago dispuesto a pelear por su vida, decidido a darse una nueva oportunidad.

Lo que aún estaba por verse era si yo estaba dispuesta a darle otra oportunidad, y tras pensarlo un buen tiempo decidí que no me interesaba acceder a su pedido de regresar a ser su pareja. Valoraba su esfuerzo por dar la batalla, pero aún no terminaba de creer en él, aún temía a una recaída. No me juzgo por mi falta de confianza. Quien ha sido capaz de atravesar el infierno que yo vi —y viví— comprende muy bien de qué temores hablo.

Así que me volví a Colombia.

A los tres meses, él me llamó y me dijo con una decisión abrumadora:

—Si no te vienes conmigo para acá yo me vuelvo a Bogotá, Luciana, porque quiero rearmar mi familia. Quiero estar contigo y con los niños. Quiero recomenzar de cero.

Mi respuesta fue un silencio prolongado. Agregó:

—Por favor, dame la oportunidad de demostrarte a ti y a los niños que soy capaz de volver a ser quien fui. Por favor, te lo ruego.

Santiago regresó a Colombia, sin haberle dado un sí.

Acababa de terminar el peor capítulo de nuestras vidas. Uno que jamás olvidaríamos. Hacia adelante se abría una posibilidad de un camino nuevo.

¿Seríamos capaces de no desperdiciarlo?

Un nuevo rumbo

"Toda la gloria proviene de atreverse a recomenzar".
Eugene Ware

"Nadie puede volver atrás y comenzar de nuevo,
pero todos podemos recomenzar hoy mismo y crear un nuevo final".
María Robinson

"El fracaso es la oportunidad de empezar otra vez con más
inteligencia".
Henry Ford

¿Regresar con Santiago?

Sí, eso mismo. Regresar con Santiago.

Pero… ¿cómo se repara lo roto?

¿Cómo volver a creer tras un fracaso?

¿Cómo recomenzar lo terminado?

Más preguntas —y tantas más— me las hice infinidad de veces a la hora de recomponer mi vínculo de pareja con Santiago.

¿Con qué fin regresar a su lado? ¿Por qué? ¿Para qué? Si yo estaba totalmente convencida de que ya no lo precisaba, si mis días como mujer separada fluían del mejor modo.

Deberé tomarme un tiempo para explicar qué razones me llevaron a volver a apostar por nuestro matrimonio. A fin de cuentas, no estamos hablando de los fríos balances de una empresa sino de relaciones humanas, de amores y temores, de ese terreno líquido en el que uno más uno no siempre es dos.

Tras mi separación de Santiago, supe readaptarme con llamativa facilidad a mi nueva vida de mujer, nuevamente, soltera. Mis padres fueron todo el soporte con el cuidado de los niños, sin ellos esta historia sería muy diferente, cada día más gratitud por su enorme apoyo; mis negocios marchaban muy bien y tenía mucho trabajo. Toda aquella situación me hizo sentir fuerte y empoderada. Toda mujer que está por años en pareja en algún momento se pregunta qué sería de mi vida sin mi marido al lado, y yo no fui la excepción. Más de una vez me pregunté a mí misma si sería capaz de llevar mi vida adelante con seguridad e independencia sin la compañía y el apoyo de un hombre. Y si algo bueno tuvo la partida de Santiago es que me sirvió para responderme esa pregunta. Sin él me supe independiente, libre, en fin, me sentí Súper-Luciana, aprendí no solo a sentirme así, sino que asumí tantas responsabilidades al mismo tiempo y no tenía espacio de cuestionarme si podía hacerlas o no. Mis actividades laborales eran múltiples, y en todas ellas logré desenvolverme con una seguridad y un aplomo que me hizo sentir orgullosa de mí misma. Seguía con mis viajes de negocios, hacia entrenamientos, dictaba conferencias, como así también manejaba con suficiencia el área de marketing y ventas de la empresa con la que trabajaba. Y como si aquello no hubiera sido suficiente, también cumplí un anhelo con el que soñaba desde hacía mucho tiempo: tener un kindergarten. Sí, tal cual. Solo hablar de ello, vuelven a mi mente los recuerdos de la Pequeña Luciana, de apenas cuatro años que, para admiración de sus compañeritos, llegaba a su kínder en el auto de la directora. ¿Algo de aquello habría quedado escondido en algún rincón de mi alma? Quién sabe… los vericuetos de la mente y los caminos que recorren nuestros deseos son insondables, pero no sería extraño que mi amor por los niños, sumado a aquel recuerdo de mi propia niñez me haya impulsado a querer, ya de adulta, tener mi propio Kínder. La cuestión es que a mi trabajo en aquel sitio lo viví como a un sueño cumplido. Era un sitio bello, con buena energía, rodeado de verde... Fueron muchas las horas y el esfuerzo que le dediqué a ese kínder, y no solo por ser un sueño cumplido, sino también porque era un ámbito que me permitía darle rienda suelta a muchas de mis potencialidades. Allí tenía la oportunidad de desarrollar mi interés por la educación, contener a los niños, podía potenciar mi faceta artística y creativa, dedicarme a la administración, al trato con los padres... en fin, aquel trabajo era un terreno fértil para trabajar con entusiasmo, cosechar y recoger frutos. Tanto amé ese sitio que solía pasarme muchas horas de mis días libres, en compañía de mis hijos. Mientras estábamos juntos, ellos pintaban paredes, yo armaba los proyectos educativos, revisaba la granja, arreglaba el salón de arte...

Mis días como mujer soltera eran vertiginosos. Trabajaba en el kínder de las 7 a las 11 de la mañana y de ahí salía a la oficina donde me quedaba hasta las 6 de la tarde, pero siempre encontraba una pausa para dedicarme de lleno a mis pequeños. Incluso, en medio de tanto vértigo, siempre encontraba un tiempo no solo para seguir adelante con mis cursos de canalizaciones y espiritualidad, sino también para trabajar como Psicóloga y atender a mis pacientes. Varios de mis pacientes eran padres de los niños del kínder, y muchos de ellos tenían sus vidas complicadas debido a crisis y divorcios con sus parejas. Y yo, como mujer separada que era, me esforzaba por demostrarles que hay que luchar con todas nuestras fuerzas por mantener a nuestros matrimonios en pie, pero que cuando ya no hay salida posible lo más conveniente es la separación, y que ambos integrantes de la pareja —pero en particular las mujeres— deben sentirse capaces de poder seguir adelante desde todos los aspectos posibles, el afectivo y también el laboral.

Y un punto importante que debo subrayar es que, durante aquel período de independencia, Santiago no tenía un espacio en mi vida. Sí, por supuesto que le deseaba lo mejor, y que me entristecí hasta las lágrimas las veces que lo escuché en mal estado y que me alegré cuando lo oía recuperado, pero la ecuación era sencilla: ahora los protagonistas de mi vida éramos mis hijos y yo, y había diseñado una vida en la que él no tenía espacio. Yo era una mujer separada que podía desarrollarse y crecer sin un hombre al lado. Y me sentía agradecida por eso, al extremo que recuerdo que en algún momento llegué a pedírselo de modo claro y firme a Dios y a los Ángeles:

—Por favor —les rogué—, bríndenme la posibilidad de no ser una mujer dependiente, permítanme ser libre, demostrarme que, a pesar del fin de mi matrimonio, soy capaz de llevar adelante mi vida como mujer, como madre y como empresaria.

Así sucedió. Y la alegría que me provocó esa sensación de libertad fue absoluta. De esta forma viví durante un año completo, un tiempo de felicidad y concreciones, de mirarme al espejo y poder decirme:

—Lo estás logrando, Luciana. Sí, lo estás logrando. Porque si tú te lo propones, lo logras y si lo logras es porque eres una mujer capaz.

Cada día que pasa estoy más y más convencida de que existe un orden superior que rige el extraño caos de nuestras vidas. Pero ese orden superior se desliza por senderos que nosotros, los simples mortales, no siempre podemos comprender, por lo tanto, es inevitable que nos topemos con imponderables, sucesos extraños, sorpresas, atajos y desvíos que nos confunden y descolocan. En medio de aquel período de mi vida tan lleno de independencia, sucedió lo inaudito: a la inesperada recuperación de Santiago, a su propuesta firme y decidida de regresar a Bogotá.

Un día Santiago —ese mismo que yo había creído perdido para siempre— volvió ante mí.

Pero los seres humanos estamos conformados de agua y no de piedra. Por lo tanto, cuando él vino por mí se topó con una Luciana diferente a la que recordaba. Se encontró con una mujer autosuficiente que no dependía de nada ni nadie, una madre plena y una mujer exitosa con proyectos interesantes, un nuevo lugar donde vivía, un nuevo carro y repleta de trabajo.

¿Había espacio en mi vida para ese hombre?

No. No lo había.

Y más aún si tenemos en cuenta que él, en tanto, no parecía estar transitando un camino similar al mío. Es cierto que Santiago parecía recuperado de su adicción al alcohol, sin embargo, y tras aquel largo año que yo tan bien había aprovechado, él volvió a Bogotá sin trabajo ni perspectivas de futuro. En suma, no tenía ni un mínimo porcentaje del entusiasmo que a mí me brotaba de cada poro.

—Dime —le dije—. ¿Qué piensas hacer acá?

—No sé.

—¿Y cómo crees que podrás salir adelante con esa actitud?

—No lo sé.

Ante aquella perspectiva tan gris, no me quedó más remedio que decirle que siguiera con su vida, que yo tenía demasiadas responsabilidades como madre y como empresaria como para desatender la mía.

Sin embargo, no tardé en comprender que no podía ni debía soltarle la mano. A fin de cuentas, Santiago —más allá de sus grandes defectos— seguía siendo un buen hombre con el que yo había compartido años de convivencia, y por supuesto, también era nada menos que el padre de mi hija. Era innegable que durante su estadía en Perú se había esforzado por librarse del alcohol, después de todo este hombre que se hallaba delante de mí, nada tenía que ver con aquel harapo que llegaba borracho a casa en plena madrugada. Así que, al notar su desamparo, le sugerí que se quedara en casa de sus padres. Ese fue el primer paso para un cierto acercamiento. Con el correr de los días comenzamos a vernos más seguido, hasta que una vez se quedó a dormir en casa por una noche, y después dos, y otros más. El amor se reavivaba, el compartir nos llenaba ese tanque del amor que estaba desocupado.

Volvió a mí las preguntas con la que tantas veces me topé en el transcurso de mi vida:

¿Qué hacer?

¿Qué hacer, Luciana?

¿Regreso junto a él?

¿O sigo mi camino?

Es cierto que yo lo amaba y respetaba, pero también era muy cierto que yo me había demostrado a mí misma que podía vivir apartada de él, sin necesidades de ningún tipo. Entonces, ¿qué decisión debía tomar?

Además, yo aún debía perdonarlo. Y mientras no lograra perdonarlo, nuestra relación no tendría modo de reiniciarse, pues de recomponer nuestro vínculo, era inevitable que los reclamos lo empañasen todo.

Perdonar no es sencillo.

Perdonar no es nada sencillo.

Lastimar lleva segundos, perdonar puede llevar una vida entera.

Pero necesitaba perdonar. También requería las herramientas necesarias para perdonarlo. Así que los días jueves volví a asistir a Al-anón, que era el grupo dedicado a la recuperación de las familias que enfrentaban casos de alcohólicos. Yo había asistido a ese grupo cuando Santiago y yo seguíamos, y una vez separados lo dejé de lado, pero ahora era imperativo regresar. ¿Para qué? Para lograr comprenderme, para lograr comprenderlo, pero principalmente para que allí me explicaran las estrategias de perdón, entendimiento y aceptación. Y la premisa que me acercaron en Al-anón fue tan sencilla como sabia:

Si regresas con él debes dejar el pasado de lado. Si regresas con él lo perdonas y sigues adelante sin rencores ni reclamos, sin que nadie le deba nada a nadie.

De ser ahora, ser una compañera de apoyo en su enfermedad. De no poder ser capaz de hacer esto, que cada uno siga su camino por separado. Porque para echarse en cara los errores del pasado, mejor ni intentarlo.

Otra cuestión que debí trabajar fue la codependencia. Para que la recuperación de un alcohólico sea completa, no alcanza con que el afectado se trate, también es fundamental que se traten quienes conviven con él, pues ellos generan una inevitable codependencia, aunque no sean alcohólicos. Así que, sin que Santiago lo supiera, y a pesar de mis múltiples actividades, me encontré un espacio para asistir a Al-anón para recibir esas herramientas que me hacían falta para recomponer y recomenzar nuestro vínculo, herramientas ya no vinculadas a cómo lidiar con un alcohólico sino a cómo lidiar con un alcohólico en franca recuperación.

A pesar de que desde lo laboral y económico la vida de Santiago parecía estancada, me encontré con un punto muy positivo: él siempre se había comportado como un hombre frío y poco demostrativo, sin embargo en este regreso descubrí a un hombre más abierto, más cálido, y por sobre todas las cosas, me encontré con un padre más cariñoso, cuestión que yo agradecí y valoré a la hora de poner en la balanza los pro y los contras de darle una nueva oportunidad a nuestro matrimonio.

Yo seguía dubitativa en relación a volver a darnos una oportunidad, así que exploré todos los caminos en busca de poder echarle luz a mi necesidad de mayor seguridad. Y aún había un camino que me quedaba por recorrer: consultar a mi Guía espiritual. Ella había estado muy presente en los momentos clave de mi vida —como por ejemplo mi primer embarazo plagado de complicaciones— y sus consejos siempre me resultaron de gran valor, así que supe que no era momento para prescindir de su palabra y visión.

—¿Qué debo hacer? —le pregunté.

Ella analizó la situación desde una perspectiva diferente. No me miró como a una persona sino como a un alma. Me dijo que mi alma había decidido elegir al alma de Santiago como a un alma-maestra en su proceso de aprendizaje de este plano de nuestra existencia. Mi decisión no era nada sencilla, pues yo estaba atravesando una buena etapa de mi vida, y que regresar con él podría significar tener que atravesar nuevas turbulencias que yo creía haber dejado atrás.

En fin, me encontraba ante una disyuntiva nada menor: ¿qué camino tomar? ¿El cómodo o el complicado? ¿El lógico o el arriesgado?

Analicé la cuestión desde todos los puntos de vista posibles, estudié exhaustivamente todos los aspectos posibles, pero a la hora de decidir qué camino tomar aún no nombré al más importante: mi hija.

Valentina era una niña sana y fuerte, pero con un problema al que yo, como madre, no lograba encontrarle solución: sus llantos. No existía ni esfuerzo, ni ángeles, ni reiki que me ayudaran a remediarlo o siquiera aplacarlo. Sus ataques de llanto eran tan prolongados —y sus pulmones tan potentes— que sus gritos llegaron al punto de alertar al resto de los habitantes del edificio donde vivía. La situación llegó al ridículo y algunos de mis vecinos me amenazaron con denunciarme por maltrato. Una vez un vecino golpeó la puerta del departamento en pleno ataque de llanto de Valentina, y cuando Miguel abrió la puerta, el vecino me vio a mí haciéndole reiki a la niña, y le dijo a mi hijo:

—Estamos preocupados por tu hermana que no hace más que llorar.

Y después este hombre le preguntó a Miguel si yo solía golpear a la pequeña.

—Por supuesto que no —respondió mi hijo—. Mi madre jamás le ha pegado ni a ella ni a mí.

Pero más allá de situaciones de este tenor, que hasta podrían ser tomadas como una anécdota insólita y menor, había algo tan innegable como real: Valentina lloraba, y lloraba mucho, y eso era síntoma de un problema a resolver. Era evidente que a la niña algo le sucedía, y que era mi responsabilidad como madre encontrarle una pronta solución.

El regreso de Santiago a casa, trajo aparejado un efecto sorprendente: Valentina, prácticamente de inmediato, dejó de llorar y gritar.

Así, tal cual: el solo hecho de que Santiago pusiera un pie en casa logró el mágico efecto de que mi pequeña se tranquilizara. Y yo, como mujer que se haya siempre atenta a los detalles, no pude obviar ese hecho.

Era evidente que Santiago le daba un efecto importante a nuestra hija.

Era obvio que por más buena madre que yo fuese y por más que sus abuelos se encontrasen siempre presentes, Valentina también necesitaba de un tipo de amor que solo podía brindarle una persona sobre la faz de la tierra: su padre.

Por lo tanto, las cartas estaban echadas: nos daríamos otra oportunidad, Santiago volvería a ser mi marido y conviviríamos una vez más bajo un mismo techo. Una nueva oportunidad estaba dada.

De más está decir que es más sencillo escribirlo que atravesarlo. Los seres humanos no somos máquinas capaces de reprogramarnos de un instante al otro, y me vi obligada a realizar un fuerte trabajo interno para lograr readaptarme a la nueva situación a la que me estaba embarcando.

Nos acercamos de a poco, sin apuros de ningún tipo. Lo volví a abrazar con cuidado, con cautela, como si mi cuerpo fuese de cristal. Me llevó un tiempo poder volver a besarlo, reconocer su cuerpo y, al fin, volver a tener sexo envuelto de amor tras un largo año de estar separados. Así, sin estridencias de ningún tipo, logré reiniciar mi historia de amor con él en todos los sentidos posibles.

Más allá de lo bien que me había manejado durante aquel año separados, la sensación de saber que volveríamos a ser una familia, me proporcionó cierta tranquilidad y apaciguó una inquietud no había logrado apaciguar. ¿A qué me refiero? Hay algo que nunca olvidé de la relación con el padre de mi hijo: las veces que debí entregarle a Miguel a su padre para que pasaran juntos algún fin de semana, jamás logré calmar ese vacío, ese desprendimiento que me desgarraba, esa sensación de estar entregándole a un extraño un pedazo de mi propio cuerpo. Un hijo no es un paquete, un hijo es una prolongación de lo más sagrado de uno mismo, y eso no puede ser entregado con liviandad. Así que debo confesar que eso también ayudó a mi regreso junto a Santiago. Yo no quería ni debía volver a repetir aquello. El solo hecho de vislumbrar la posibilidad de atravesar otra vez esa situación me revolvía el estómago.

Después de todo... era obvio que Santiago no era un alto ejecutivo, que no era el emprendedor que yo hubiese deseado, y que sus defectos no eran pocos —y que incluso algunos de ellos eran graves—, pero también era cierto que era una buena persona, que me amaba, que teníamos buena química sexual —lo que para mí jamás fue un tema menor— y por sobre todas las cosas era innegable que mi hija se llenaba de alegría ante su sola presencia. Tal vez diez años atrás aquella Luciana más joven, más impaciente y vertiginosa, no hubiera valorado todo esto, pero esta Luciana más madura y reflexiva sí era capaz de apreciarlo. Después de todo estamos acá para aprender, para asimilar, para incorporar experiencias y saberes que nos hagan mejores, que nos permitan diferenciar lo valioso de lo prescindente. Las características positivas de Santiago bien merecían intentarlo una vez más. Pero ese sentimiento no me impidió ser firme e incluso dura.

—Quiero que tengas un punto bien en claro —le dije esforzándome por ser sumamente elocuente—: tienes una recaída, una sola y tus maletas estarán afuera de esta casa. ¿Entiendes lo que digo?

Él asintió como un alumno aplicado ante una maestra exigente. Y yo seguí diciendo:

—No me decepciones ni a mí ni a nuestros niños. Sobre todas las cosas no te decepciones a ti.

Él pareció comprender mis palabras de inmediato.

Lo intentaríamos una vez más, y no habría espacio para errores. Ni siquiera uno.

De todos modos, aún quedaban temas por a tratar: Santiago no tenía ni ingresos ni trabajo. Él jamás me mintió con respecto a eso. Es más, fue muy sincero y claro en relación a este tema.

—No quiero engañarte, Luciana —me dijo al regresar—, este soy yo, y esto es lo que tengo: nada. Nada a excepción de mis ganas de ser un esposo y un padre nuevo y mejor, nada a excepción de mis deseos de recomenzar. Le creí.

—No importa —le dije—, te aceptaré tal como eres. Lo único que te exigiré es que no te gane la comodidad. Esfuérzate y vuelve a ser quien supiste ser, y yo te aseguro que juntos saldremos adelante.

Mi exigencia no era gratuita. Yo sabía que él era un ingeniero que había sabido ocupar un cargo importante en una empresa de relevancia. Y que con cierto esfuerzo podría reiniciar sus proyectos laborales. Para mi tranquilidad y felicidad, así fue, y de a pequeños pasos comenzó a reorganizarse y a volver a confiar en su potencial. Santiago tiene —aunque él no siempre sea consciente de ello— un enorme poder mental. Lo que se propone lo logra, y las cosas se le dan con cierta facilidad. Su único problema es que es excesivamente relajado, y que no se exige lo suficiente porque tal vez no termina de ser consciente de su capacidad. De haber tenido otra actitud hubiese sido un hombre muy exitoso, pero para su fortuna ahí estaba yo para incentivarlo, para estimularlo, para recordarle quién había sido y quién podía volver a ser.

Una tarde, mientras dejábamos correr el tiempo entre cigarrillos y risas en la terraza de nuestro departamento, me dijo:

—Escucha bien lo que te diré, Luciana.

—Te escucho con atención.

—Ya verás que dentro de poco estaremos los dos en una terraza similar a esta, pero en el extranjero.

—¿Qué dices? —le pregunté incrédula.

—Lo que oyes. Muy pronto estaremos viviendo en otro país, tú tomándote un vino y yo una Coca-Cola, en una bella terraza y la vista al mar.

En ese instante yo pensé que ese hombre desvariaba. Estábamos en Bogotá, sin ninguna posibilidad de abandonar Colombia, y él no tenía un peso en el bolsillo. ¿De qué terrazas en otro país me hablaba?

—Confía en mí —insistió con una seguridad que logró despertar mi atención—. Armaré mi pequeña empresa, tendré mi propia oficina, y te aseguro que las cosas irán bien, muy bien.

Así fue. Algunos meses más tarde había armado su pequeña empresa que comenzaba a dar sus primeros pasos. Su oficina, pese a ser sencilla y modesta, se volvió una realidad, poco después le llegó la posibilidad de diseñar y construir un puente y unos cien kilómetros de Bogotá. Así como un año atrás todo se había desmoronado a una velocidad inimaginable, ahora todo parecía reconstruirse al mismo ritmo. Con respecto a su profecía de vivir en otro país…

Para mí fue muy importante que el regreso a la convivencia no resultara un obstáculo para seguir desarrollándome y trabajando con energía. El regreso de Santiago no fue impedimento para que yo continúe emprendiendo e ideando proyectos: consideré que había llegado el momento de desprenderme del kínder, y en cambio pusimos una franquicia de la marca de indumentaria con la que trabajaba, y como si aquello fuera poco montamos un café en el centro de Bogotá que —en parte gracias a su ubicación cercana a las universidades— resultó un éxito entre los estudiantes y el público en general. Ver aquel proyecto cumplido y en pleno funcionamiento me hizo sentir una vez más orgullosa de mí misma y las capacidades de mi amado Santiago. Para mi satisfacción y orgullo Súper-Luciana seguía a tope, y nada ni nadie parecía capaz de detenerla. Me enorgullecía saber que el ser soltera, divorciada o casada en nada afectaba a mi faceta de empresaria. Me había vuelto una empresaria exitosa cuyos días comenzaban a las siete de la mañana y terminaban bien entrada la noche, y muchas veces también trabajaba los fines de semana. Llegó un momento en que todo aquel ritmo frenético me hizo entrar en crisis. Es cierto que me agradaban mis trabajos, pero en algún punto sentí que las obligaciones me superaban. Y no solo eso, comencé a preguntarme a mí misma si lo que estaba haciendo no era repetir la historia de mis padres. Entonces decidí sumergirme en el océano de mis propios recuerdos. Eso me regresó a la imagen de la Pequeña Luciana, a la niña de cuatro o cinco años que solía observar a sus padres trabajar de lunes a lunes en sus tiendas de ropa. Ellos parecían disfrutar de sus labores, pero por momentos también los notaba agotados y nerviosos ante tantas responsabilidades. Me sumergí más y más en mis recuerdos, hasta que volvió a mí la visión de la pequeña Luciana que se pasaba los días enteros en casa de sus abuelos, y que recién veía a sus padres bien entrada la noche, solo para jugar con ellos unos pocos minutos, cenar, e irse a la cama. Me bastó con cerrar los ojos para volver a ver a mi papá construyéndome, bien tarde por la noche, casitas y consultorios de madera para mis muñecas. Ahora mismo me basta con estirar un brazo para poder tocar a mi padre, para poder recorrer con la yema de mis dedos su frente, sus cejas, la curvatura de sus mejillas, sus labios… Lo veo joven, lo veo bello, pero también lo descubro agotado tras un largo día de trabajo. Noto que, pese a que se le cierran los párpados del sueño, él se esfuerza por jugar con su hijita por algunos minutos, mientras mamá con un panorama igual, preparaba una deliciosa comida para nosotros.

—¿Te gusta, hija querida? Mira qué bonita ha quedado la casita que te he construido para tu muñeca doctora.

—¡Es bellísima, papá!

—Tú eres todavía más bella. Ven, dame un abrazo.

La pequeña Luciana se pierde en los brazos de su padre, cansado al que se le cierran los ojos del sueño y del agotamiento.

Mi papá querido… mi mamá querida… Por momentos quisiera volver a lanzarme a sus brazos para acunarme y dormirme en ellos. Los amo, simplemente los amo.

Debemos vivir toda una vida para ser capaces de entender el esfuerzo que ellos han hecho por nosotros, debemos ser padres para comprender lo que ellos atravesaron para poder criarnos sanos, fuertes y felices. El tiempo, que fluye veloz, no tardará en hacer su trabajo y pronto serán Miguel y Valentina quienes, ya mayores, recordarán estos días. Cuando llegue ese momento… ¿de qué modo me recordarán? ¿Cómo a una madre cariñosa pero ausente?

En fin, ¿de veras yo deseaba repetir aquella historia de trabajar tantas horas al día siete días a la semana?

No, yo no debía repetir esa historia.

No era eso lo que quería ni para mi vida ni para la vida de mis hijos.

Yo aún estaba a tiempo de ponerle una pausa a tanto vértigo.

Amar el propio trabajo es una bendición que debe ser aprovechada y disfrutada, pero eso no significa que uno deba entregarle su vida a su empresa o negocio. ¿De qué sirve tener una familia si uno no puede disfrutarla? Así que, tras un largo análisis, me obligué a mí misma a delegar tareas, y comencé a pensar en librarme de alguno de mis proyectos laborales, cuando… comenzó a suceder algo extraño, algo en realidad extraño; aquello del orden que late por debajo de las cosas, a aquello de los extraños vericuetos que a veces toma la vida para conducirnos hasta nuestro propio destino. También a aquella llamativa visión de Santiago de que muy pronto… de que muy pronto viviríamos en otro país.

¿Aventura o huida?

"El misterio de la vida no es un problema a resolver,
sino una realidad a experimentar"
Frank Herbert

Siento que me estoy moviendo hacia delante a la vez
que alejándome de algo, y todo es posible"
Bret Easton Ellis

"La mente hace su propio lugar,
y en sí misma puede hacer un cielo del infierno,
y un infierno del cielo"
John Milton

D e noche comenzaron a llegar llamadas extrañas dirigidas a los padres de Santiago, después las llamadas iban dirigidas a su propio teléfono celular. Él al comienzo simulaba que nada ocurría, así que debí ponerme firme.

—Dime ya mismo qué sucede, Santiago —le hablé firmemente—. No me gustan esas llamadas a horarios extraños, y mucho menos me gusta el modo en que se transforma tu rostro cada vez que suena el teléfono.

No tuvo más remedio que contármelo. En esas llamadas unas voces anónimas le advertían que lo tenían ubicado, que sabían quién era, y que también conocían a la perfección sus actividades laborales.

—¿Y qué quieren? —le pregunté aterrada—. ¿Qué quieren de ti?

Santiago se restregó la frente y los párpados. Temí lo peor, todos los viejos fantasmas volvieron a mí del peor modo.

—El problema es que…

Me acerqué a él intentando ocultar mis miedos, lo tomé de la cintura y le acaricié el cuello y los hombros. Quise hacerlo sentir protegido y seguro.

—Cuéntame, Santiago. Si no hablas y confías en mí, ¿con quién podrás hablar? ¿En quién podrás confiar?

Entonces se derrumbó en un sillón y comenzó a contarme el problema en el que estábamos hundidos: Santiago había comenzado a construir un puente y una serie de caminos en un territorio controlado por la guerrilla, y esa gente no solo se consideraba dueña de la tierra sino también de quienes vivían en ella.

—Me están amenazando con que, si pretendo seguir adelante con mis actividades, debo pagarles una fortuna de dinero tanto por la utilización del territorio, como por la contratación de los obreros. Fueron muy claros, Luciana: o cedo a sus presiones o nuestras vidas están en riesgo.

—¿Ri-riesgo? —alcancé a balbucear.

—Amenazan con matarme a mí, a ti y a los niños. Saben dónde vivimos, conocen nuestros horarios, están al tanto de todo.

Fue como si una tenaza me estrujase la garganta, los pulmones y el estómago. Fue como si ya no fuera capaz ni de pensar ni de respirar. Podía soportar cualquier cosa en relación a Santiago y a mí, pero los niños no. Por favor, con mis niños no.

Lo peor es que aquello no fue el fin sino solo el comienzo. Muy pocos días después de esa conversación, unos desconocidos cogieron a Santiago una noche por sorpresa, lo amenazaron y golpearon, y volvieron a recordarle que lo tenían muy bien identificado tanto a él como a su esposa e hijos. Que de seguir adelante con sus actividades laborales en esos territorios nuestras vidas correrían peligro. Al punto que no dudarían un segundo en matarnos a todos.

Sí, matarnos a todos.

¿A quién recurrir?

¿Cómo se realiza una denuncia o se busca protección en un país prácticamente sin el Estado presente?

La Colombia de aquellos años no era un juego de niños, era un país impotente ante las mafias que lo desangraban. Santiago y yo sabíamos muy bien que esa gente no jugaba, que de veras se consideraban los dueños de esas tierras y que sus amenazas no solían ser en vano. De no acatar sus reglas no dudarían un segundo en asesinar a toda nuestra familia.

¿Cómo podía ser eso posible? En el mismo instante en que nuestras vidas comenzaban a recomponerse tras atravesar la peor de las tormentas, el destino nos golpeaba con un tornado. No, no podía ser cierto. En apenas un respiro, todo lo que parecía fluir del mejor modo se derrumbó. La crianza de nuestros niños, la recomposición de nuestro matrimonio, el trabajo de Santiago, mis negocios… todo, de un segundo al otro, pareció reducirse a una burbuja al borde del estallido.

Una vez más regresó a mi vida la pregunta de tantas veces:

¿Qué hacer?

¿Qué camino tomar?

Y mientras tanto, las amenazas no cedían. Es más, se acrecentaban más y más, se volvían cada día más intensas y violentas. De nada servía que Santiago les asegurara que abandonaría sus proyectos en ese territorio. Ellos le exigían sí o sí una enorme suma de dinero —con la que obviamente no contábamos— a cambio de no asesinarnos.

La respuesta a la que llegamos fue tan triste como sencilla: lo único que podíamos hacer era abandonar Colombia.

Así de crudo, así de tajante: abandonar nuestro país.

El problema es que Santiago y yo no éramos dos jovencitos irresponsables viviendo una aventura arriesgada. Éramos una pareja de adultos padres de tres niños, y era nuestra responsabilidad velar por su seguridad y destino. Por lo tanto, no nos quedó más opción que ser decididos y veloces, a fin de cuentas, lo que estaba en juego era nada menos que la vida de nuestros pequeños.

Dejamos nuestro departamento y nos fuimos en plena medianoche a vivir a casa de mis padres que nos cobijaron con amor y comprensión. Desde allí, nuestro nuevo refugio, comenzamos a tramar un plan.

En medio de las dudas y la incertidumbre recurrí a mis angelitos para preguntarles por nuestro futuro. Por fortuna las respuestas que me dieron fueron positivas y eso me elevó un poco el ánimo. Era mucho, demasiado lo que nos quedaba por solucionar. Lo primero que hice fue intentar resolver un tema no menor: el papá de Miguel. Me comuniqué con él y le conté que debido a motivos laborales —preferí no contarle la cuestión de las amenazas— estábamos obligados a trasladarnos de urgencia a los Estados Unidos.

—Me parece muy bien —me dijo—. Cuenta conmigo y adelante.

Aquella respuesta me tranquilizó por dos motivos: porque yo obviamente no podría llevarme al niño fuera del país sin contar con el apoyo de su padre, y también porque yo les había pedido a los angelitos que la respuesta del padre de Miguel fuese una señal que me indicara si debíamos o no abandonar Colombia. Así que interpreté a su vía libre como una confirmación de que debía partir.

La guía y el apoyo de los Ángeles fue fundamental para atravesar ese tiempo crítico. Más de una vez, cuando caía en un mar de dudas y temores, recurrí a ellos, canalicé papel en mano, y les hice infinidad de preguntas muy puntuales, ellos siempre me acompañaron y me respondieron con una precisión asombrosa que jamás dejé de agradecer y valorar.

A los pocos días me organicé para adelantar una operación que tenía en mi agenda: una histerectomía, en la que sacaron la matriz, pues tenía demasiados quistes. Mientras tanto, renuncié a todos mis trabajos, arreglé los papeles, y pusimos todos nuestros negocios en venta. No entiendo cómo fui capaz de atravesar ese huracán. Es evidente que en tiempos duros aparece otra faceta de cada uno de nosotros, una que nos obliga a pelear sin claudicar.

El esfuerzo de tantos años vendido y extinguido en el aire en cuestión de días. Pero... ¿había acaso otra opción? No importa, me decía a mí misma en los momentos de tristeza, yo había sabido reinventarme más de una vez. Sería cuestión de intentarlo nuevamente.

Pese a los nervios inevitables, y a que el postoperatorio me había dejado un tanto débil, todo se deslizó sin grandes inconvenientes. Incluso llegué a hacerme un tiempo para redactar avisos de garaje para poder desprendernos de todos los artículos pequeños, ropa que no usaríamos, electrodomésticos, etc.

Pero aún quedaba por resolver el tema más importante de todos: el modo de explicarle la súbita partida a los niños. Pues por sobre todas las cosas lo que más interesaba era lograr llevar adelante aquel cambio radical en nuestras vidas sin preocuparlos, o por lo menos preocupándolos lo menos posible. Yo era muy consciente de que ante ellos debía manejar la situación con suma delicadeza, pues de no ser así la súbita partida podría provocarles un trauma que los acompañaría por largos años. Así que, tras pensarlo mucho, diseñé un plan. Un plan que los sumerja en una gran aventura y que a la vez los entretenga, un juego que les permitiera sentir que lo nuestro no sería una huida sino el comienzo de esa gran aventura.

—¡Les propongo algo muy divertido, niños! —les anuncié, presumiendo de un entusiasmo que obviamente no tenía—. Comenzaremos a jugar un juego, seremos parte de algo así como una película de detectives, y deberemos escapar de unos locos villanos que nos persiguen. Y nos refugiaremos en el país de Mickey, donde nos esperará una época de sonrisas y felicidad. ¿Qué les parece?

—¡Nos encanta, mamá! —gritaron tan sorprendidos como asombrados.

También les dije que parte del secreto para que nuestra aventura fuera un éxito era viajar livianos, que tan solo podían coger una maleta cada uno, a la que solo podríamos cargar con lo más querido e imprescindible. Valentina nos dio a todos una gran lección de desapego y no llevó más que un librito de cuenticos "(…) para entretenerme, mami, pues las cosas a veces son bonitas y otras veces feas". Me basta recordar su vocecita para echarme a llorar en este instante. Jamás dejaré de admirar aquella dosis de sabiduría, jamás olvidaré la generosidad y valentía de mis pequeños. Valentina también llevó consigo un muñequito y muy poca ropa "(…) pues esto lo lavo y lo puedo volver a usar". En tanto Miguel, ya algo mayor, eligió artículos de un auténtico aventurero, como un morral y unos binoculares, con tal facilidad de que se volverían mis guías para hacer la elección de lo que llevaría en mi maleta.

Hasta hoy, creo que no les he agradecido a mis hijos lo importantes y colaboradores que han sido durante esos días tan duros. Ellos, más allá del mundo de fantasía que yo les inventé, fueron los verdaderos artífices de que el barco de nuestra familia haya logrado mantenerse a flote durante aquel tiempo de locura.

Aunque parezca mentira, aún nos quedaba sortear un obstáculo inesperado y nada menor: faltando pocos días para la partida vino a hablarme el padre de Miguel. Intuí que no traería buenas noticias, y así fue:

—Quiero hablar algo contigo, Luciana.

—Dime —le dije temiendo lo peor.

Él tosió por lo bajo, se rascó por interminables segundos el lóbulo de una oreja, y dijo:

—No estoy de acuerdo con que el niño viaje. Creo que esto deberíamos arreglarlo con un abogado.

Quise ahorcarlo con mis propias manos. Debí hacer un enorme esfuerzo para lograr contenerme.

—¿Perdón? —murmuré furiosa—. ¿Estoy escuchando bien?

Mientras él repetía algo vinculado a abogados y no recuerdo qué más, lo interrumpí con violencia:

—Escúchame bien: días atrás te conté que debíamos partir a los Estados Unidos y no pusiste ninguna objeción. Tú ahora no puedes venir livianamente a decirme q...

Él intentó alegar algo, pero yo volví a interrumpirlo a los gritos:

—¡No tengo casa, huevón! ¡Vendí mis propiedades, mi carro, renuncié a mis trabajos, porque usted me dijo que sí! ¿Ahora me dice que precisamos un abogado?

—Es que...

Le clavé mi dedo índice extendido como un cuchillo contra su pecho, él retrocedió un paso hasta que su espalda chocó contra la pared.

—¡Aquí no hay abogado ni, ni mierda! —grité—. ¡O me firma los papeles o yo me largo con el niño para el Amazonas! Así que elija, y elija ya mismo: ¿dónde quiere usted que viva su hijo? ¿En Estados Unidos o en el Amazonas? Porque yo aquí en Bogotá no me quedo. ¡¿Me escucha?! ¡Aquí no me quedo!

Mi postura debió intimidarlo, pues aceptó que viajáramos. El único inconveniente fue que un par de días más tarde me hizo firmar un papel en el que se asentaba que el pequeño debía llamarlo por teléfono tres veces a la semana, que Santiago no podía fumar delante de ellos, que tenía que pagar seguros médicos especializados... y ridiculeces de esa índole.

—¿Usted de verdad quiere que yo le firme esta huevonada? —le pregunté sacudiendo el papel en el aire.

Ante su asentimiento se lo firmé y… ¡adiós!

Ya nada quedaba entre el nuevo país y nosotros. El destino y mi familia estábamos al fin cara a cara.

En cuestión de días habíamos acabado con nuestra vida en Colombia, y ahora estábamos a punto de abandonar una orilla sin saber con qué nos encontraríamos más adelante.

No importa, sería cuestión de hacer lo que tantas veces hice: dar el primer paso y comenzar a andar con el viento acariciándome la cara.

Era tiempo de emprender otra aventura. Nuestra mayor aventura. Mi mayor aventura.

Que la vida venga a nosotros, pensé con el pecho inflado de valentía, que la vida venga a mí. Aquí estoy no para enfrentarte sino para acompañarte. Para tomarme fuerte de tu mano para así transitar juntas este nuevo desafío.

Aquí estoy, vida. Caminemos bien unidas. Vivamos y sigamos aprendiendo unidas en un solo abrazo.

Aquí y ahora

N uestra historia es aquí y ahora pero no aún se está escribiendo. ¿Cuántas circunstancias atravesamos juntos hasta este presente?

Muchas. De verdad que fueron muchas.

Mi niñez, la casa de mis abuelos, mi primera comunión y la magia de aquel atuendo que por momentos aún hoy protege mi piel, protege la niña que está dentro de mí, la entrada a la adolescencia, mi fiesta de ensueño de quince años, mis primeros amores y mis primeras decepciones, mis anhelos y dudas, una relación tormentosa y violenta, el padre de mi hijo, el duro embarazo de Miguel y su posterior llegada al mundo, la venida de Santiago —con su cielo y con su infierno—, ese sol llamado Valentina, el divorcio, mis amados Ángeles, la partida de Colombia... Es maravilloso notar cómo es posible abarcar una vida entera en un manojo de líneas.

Hoy mi presente transcurre en Minneapolis. Y puedo decir que soy una agradecida a esta ciudad y a este país al que no tengo nada que exigirle, nada que reprocharle. El paraíso no existe en ningún lugar del mundo, la vida es dura en todas partes, y no hay sitio en el que no haya que esforzarse para hacerse un hueco. Pero sería una desagradecida si no reconociese que esta tierra nos ha recibido con los brazos abiertos y que nos lo ha dado todo, en la misma medida en que nosotros nos hemos ocupado por darle todo a este país.

Aquí me he encontrado muchas cosas buenas. Una de ellas fue un campo fértil donde hacer crecer mi proyecto en donde ejerzo y me desarrollo como profesional. Mi empresa progresa, día a día a paso firme, y su futuro se presenta prometedor. Todo está dado para seguir expandiendo y desarrollando esta realidad. Aquí se me ha abierto un mundo de posibilidades, y eso es algo que agradezco con humildad y brazos abiertos.

Durante estos años aprendí muchas cosas que a mí aún me faltaban para ser una mujer y un ser humano más completo. Una de ellas tuvo que ver con mi modo de vincularme con mi propia familia y hogar. Siempre me ocupé por dominar el funcionamiento de mi casa. No por déspota o nada por el estilo sino porque eso fue lo que aprendí como madre soltera que fui. La vida me obligó a ser la responsable de todo lo que sucedía en mi hogar, desde lo afectivo a lo económico. Debí aprender a los golpes a ser mujer, mamá, amante, jefa, asistente, y mejor amiga. En fin, la vida me obligó a ser reina y mendiga. Y yo supe ejercer ambos roles a la perfección. Pero nada es gratuito y eso tuvo un costo a pagar: yo no sabía vivir en pareja. Aún en los primeros tiempos con Santiago, esos en los que todo fluía en paz y naturalidad, yo no sabía compartir.

Así que al fin la Luciana- todo - poderosa incorporó a su léxico una palabra para ella desconocida: delegar. Aprendí que en una familia cada uno tiene un rol, una responsabilidad, y que muchos de esos roles son intransferibles. Y lo que yo no lograba terminar de entender me lo enseñó este país. Entonces empecé a hacer algo para mí desconocido: soltar. Aprendí también que soltar es una palabra hermosa, rica, profunda y liberadora.

Soltar.

Me hace feliz de solo pronunciarla, de solo escribirla.

Soltar es libertad.

Solté también las vendas que me enceguecieron por años, creándome límites y forjando raíces que no me dejaban avanzar, entonces logré ver la diversidad de mundos dentro de este mundo, la diferencia de creencias, culturas, pero sobre todo de la igualdad y unidad que hay dentro de nuestras almas.

Nuestros esfuerzos como familia, un Santiago que bien podría estar muerto, o deambulando en algún callejón perdido, optó por el camino más difícil, un camino de esfuerzo y lucha, un camino de rebeldía y coraje, un camino tortuoso que lo condujo a ser un hombre sano, íntegro y noble. Y esa "resurrección" si bien me permiten usar este término, que le ha permitido a Santiago ganarse su sitio como cabeza de nuestra familia; porque hoy él es la cabeza de nuestra familia, y yo la columna vertebral.

¿Qué significa ser la columna vertebral?

Significa ser capaz de sostener a todo el sistema de una familia, así como un tallo —tan flexible como resistente— lo hace con la planta. Para que yo haya sido capaz de comprender que a una familia se la lleva adelante a través de un trabajo en equipo, mucho tuvo que ver no solo mi evolución personal y mi llegada a este país, sino también la decisión de tener un estilo de vida en constante crecimiento espiritual, con herramientas que me alimentan como persona, en este hermoso camino de la vida terrenal cuya intención no debería ser más que mantenernos iluminados. Porque muy posiblemente no existiera este presente sin mi acercamiento a la luz, a mi ser interior, sin mi apertura a aquello que palpita por detrás de lo invisible, sin la conexión con la divinidad, sin mis amados Ángeles y su guía, respuestas y mensajes.

Recuerdo en este preciso instante, alguna vez, durante una meditación, visualicé un tubo de luz que lo alumbraba todo con tal intensidad que por momentos incluso lanzaba chispas de luz. No tardé en comprender que ese tubo era yo misma en relación a mi familia: un resplandor que alumbra a su entorno de amor y energía. Eso podía ser, eso debía ser, ese era mi mandato. Lograr comprender cuál es nuestro mandato en la vida es una de las mayores bendiciones a las que podemos acceder. Es lograr, al fin, ver tendido delante nuestro el camino a seguir. Al fin entender y aceptar que ese camino será el que ayude a una familia a crecer y a desarrollarse como es debido, con sus respectivas reglas y libertades. Porque de eso se trata crecer, de aprender a jugar con valentía y responsabilidad el juego de las reglas y libertades, comprender el equilibrio que subyace detrás del orden y la aventura. Sin rendirnos ni un instante, merecedores de lo que la divinidad tiene para cada uno de nosotros en el momento perfecto y en total correspondencia de lo que llevamos dentro de cada uno de nosotros y entonces ese será el espejo que refleja aquello que proyecto a este lado en el que nos encontramos reflejando un presente.

SANDRA ARROYAVE

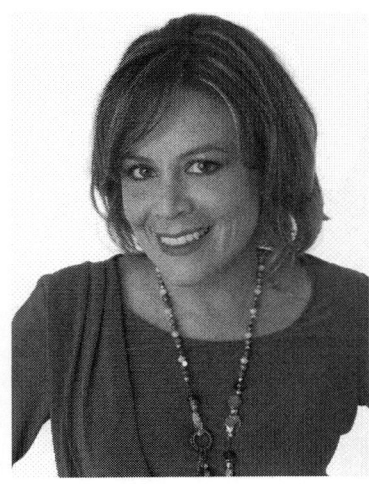

Sandra Arroyave
(Bogotá – Colombia)
Directora y fundadora de Synchrony Center.

Como Psicóloga especialista en consumidor, se ha desempeñado en formación y dirección de talento humano descubriendo potenciales, orientando proyectos de vida y emprendimientos basados en procesos de transformación. Es Life coach y experta en temas de divorcio.

Actualmente reside en USA, donde ha creado un programa integral práctico llamado "Synchrony", cuyo objetivo es el trabajo del ser humano en equilibrio o sincronicidad con su entorno inmediato (familiar, personal y profesional).

Conferencista Internacional y escritora de su primer libro "La magia de un atuendo" donde comparte su aprendizaje y experiencias que invitan a tomar la decisión de encontrar el máximo desarrollo de cada persona, bajo el lema "El poder está en ti"

+ 1(786)4863926   synchronybooks@gmail.com

Sandra Arroyave   synchronyCent   Synchrony_center

www.synchronycenter.com

Índice

La presente obra ha sido editada por
Massiel Alvarez
Diseñada por
Germán García

Contacto: bookmasterscorp@gmail.com

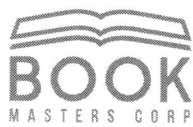 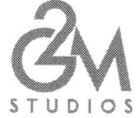

Made in the USA
Columbia, SC
20 April 2021

35729691R00131